不安や緊張を力に変える心身コントロール術

安田　登
Noboru Yasuda

JIPPI Compact

実業之日本社

［プロローグ］

人の悩みの九割は人間関係にあり

「給料の半分は、会社の人間関係に支払われているんだ」とよくいわれます。だから、職場の人間関係は少しくらいは我慢せよという。

実際、職場には話がわからない上司はたくさんいます。

「なんでこんな人が管理職になれたのか」と不思議に思うような上司に、毎日足を引っ張られているという人も多いでしょう。また、センスのない上司を説得するために多くの時間を費やし、自分のすべき仕事がなかなかできないという人もいます。

せっかくいい企画を出しても「そんなの斬新すぎて売れないよ」といわれたりする。心の中では「お前が売れないと思うから売れるんだよ」などとは思いつつも、それを口に出すことができない。

逆もあります。企業に勤めている同年輩の知人に話を聞くと、話が通じない部下が多いとか。タメ口であれこれいってくるのも我慢ができないが、「これをやっておいてくれ」というと「なぜですか」などと質問をしてくる。説明したらしたで「え〜、なぜ俺がやんるですか」などと文句をいう。

そんな質問に答えているヒマがあるくらいなら自分でやった方がマシだと、それからは自分でやることにして、結局多くの仕事を抱え込んでしまっているという人も多い。

社内の話だけではありません。わけのわからないことをいうクライアント（客）もいるし、「お客様は神様だろう」と自分で勝手に神様になってしまう客もいる。

「こいつがいなかったら、自分の実力はもっと発揮できるのに」

そう思うこともしばしばです。

給料の半分は、会社の人間関係に支払われているというのも宜《むべ》なるかなです。

これは会社だけの話ではありません。給料の半分どころか、人の悩みの九割は人間関係に起因するともいわれています。

人間関係のあれこれがなければ、多くの人はなんとも平安な日常が過ごせるのです。それを九割の人が感じているというのですから、あなたがストレスに感じているあの人も、この人も実はみんな人間関係に悩んでいることになります。

それならみんなして「せーの」でやめちゃえばいいのにと思うのですが、そうもいかないのが人間関係です。

さらにこの人間関係の悩みのこれまた九割が、いまは起こっていないことに対する「不安」だともいわれています。実際に目の前で罵倒されたり、けなされたりするのも確かにキツイけれども、しかしそれだけではありません。

「こんなことをいったら叱られるのではないか」、「こんなことをしたら、みんなの前で恥をかくんじゃないか」と思ってしまう。

「そんなの気のせいだよ」、「起きるはずがないことにクヨクヨしても仕方がない」という人もいるけれども、その不安を生み出す種は「かつてこういわれた」、「前にもこんな恥をかいた」という過去の記憶、すなわち経験がベースにあるので、あながち「杞憂」だというて切り捨てるわけにはいかない。人から罵倒されたり、バカにされたりするシーンが過去の経験からよみがえり、とても鮮明なイメージとして脳裏に再現されてしまうのです。

そして、その不安の種は、どんどん肥大化していき、さらに大きな不安の花を咲かせ、それに押しつぶされ、結局は何もできなくなってしまう。そうなったらなったで「なぜ、やらないんだ」と、これまた叱られたりするという、なんとも理不尽な悪循環に陥るのです。

その悩みは「なんとかなるかもしれない」

しかし、よく考えると、これらの多くがヴァーチャルな問題なのです。

罵倒されたり、けなされたりということは確かにありますが、実際に血が出るほど殴られたり、アザになるほど蹴られるということは大人の社会ではほとんどありません。となると私たちの人間関係の悩みや不安のほとんどは、肉体的には痛くない、抽象的な痛み、ヴァーチャルな悩みだということになります。

「言葉による暴力でも、脳は痛みを感じている」という研究もあるようですが、しかしたとえば全く知らない言語で罵倒の言葉が書かれた文章を送られても何も感じません。その言葉を、自分の中で認識し、解釈し、そして痛みを感じる。多くの働きは自分の中で行われている、自己内部で生み出した「ヴァーチャルな痛み」なのです。

ヴァーチャルな痛みだから無視すればいい。

むろん、そんなことはいいません。しかし、ヴァーチャルなものならばなんとかなるかもしれない。そして、これがなんとかなれば人生はかなり変わるかもしれない。

歴史上の偉人と呼ばれる人物を見てみると、何かをしようとしたときには人から罵倒されたり、けなされている人がほとんどです。人からの「イイネ」を集めて偉人になったという人は、まずいません。

他人の否定や無視を乗り越えて、はじめて何かを成し遂げた、そういう人が歴史上の人物になったのです。

むろん否定や罵倒はやる気を殺ぎます。それが上司や先輩からのものならば、激しく落ち込んだりもします。「これをやればこういわれる、それはやればああいわれる」ということがわかっていながらも、それでも自分のすべきことをし、いうべきことをいうことができるという人はまれです。

そんなことができる人こそ「度胸のある人」、「肝が据わっている人」です。

臆病だけど「する」人になる

しかし、「度胸がある」ということと「肝が据わる」というのはちょっと違います。

実は、人からの罵詈雑言や皮肉をはねのけて大成した歴史上の偉人の多くは「自分には度胸がない」とか「臆病である」ということを表明しています。度胸がなく、臆病なのにすべきことはする、それが「肝が据わっている」人なのです。

あ、いまさらですが、私は能をしています。舞台に出るという生活をしているので、やはり毎回、怖さがあります。本番の前には緊張しますし、「間違えたらどうしよう」という不安もあります。若い頃は、それがイヤでイヤで「自分には舞台に出るという才能がないんじゃないか」といつも思っていました。

それがある日、名人と呼ばれていた能楽師の方が「いくつになっても緊張するし、舞台は怖い」ということを話されているのを聞いて、「そうか、こんなにすごい方でもそうなんだ」と思って驚いたことがあります。

その方の舞台を拝見すると、とても緊張しているようには見えないし、怖がっているようにも見えません。それどころか天衣無縫、とても自由に舞っているように見えます。しかし、心の中では怖がっているし、緊張をしている。

いわゆる「度胸がある」という人は、舞台に出ることも全然怖くもないし、緊張もしない、そういう人をいいます。人の目なんか全然気にしない、そういう人もいます。しかし、そのような人は名人にはなれません。いや、名人どころか上手にもなれないでしょう。他人を気にしていないわけですから、自分の中で完結してしまっている。ひとりよがりになりがちなのです。

それに対して名人といわれる方は、いわゆる「度胸」はない。むしろ臆病です。不安もある。人からどう見られているかが気になる。評価だって気にする。だからいつも緊張しているし、ドキドキしているのです。

でも、その方は緊張をなくそうとか、怖さを和らげようとは思わない。怖くなってからやるのではなく、「怖いけどする」。不安を抱えながらするのです。

夏目漱石やその門人も謡（能の歌謡）を習ったという宝生新《ほうしょうあらた》という方がいらっしゃいました。僧の役のときにはしっとりと落ち着き、鬼女に誘惑されるような武将の役のときには色気があったと漱石が絶賛する名人です。舞台姿も堂々としていた。

しかし、夏目漱石の日記には「新先生から、自分は臆病であるという告白をされた」ということが書かれています。漱石も、あんなに舞台で堂々としているのにと、びっくりしています。

臆病であるということと、舞台で堂々としているということは別のことなのです。

これは歴史上の人物も同じです。みな、緊張もするし、怖がりです。徳川家康も臆病でした。だからこそ、あれだけの長期政権を維持することができたのです。そして、その家康が最も恐れたのは豪胆な人ではなく、臆病な人でした。

臆病な人は、自分の臆病さを抱えながらも「する」人です。だから、こそ怖いのです。「怖いけどする」というような人こそが「肝が据わっている」人だといえるでしょう。

まずは自分の内臓感覚を意識する

古代の日本人は「こころ」というコトバに「肝向《きもむ》かう」という枕詞を使いました。古語の「肝」とは内臓のこと。「こころ」は内臓の中にある、そう昔の人は考えたのです。

何か問題があるとお腹がキュンとする、その感覚を「こころ」であると昔の人は考えました。「腹が立つ」とか「腹に据えかねる」などという言葉は、怒りの座が「腹」にあると感じていたころの言葉です。

「こころ」とは、このお腹の感覚、内臓感覚でした。

が、何か問題があって変化するのはお腹だけではありません。心臓もドキドキします。時代が下ると、その心臓のドキドキを「こころ」であると考えるようになり、心臓に「心」という漢字を当てるようになります。現代人の多くも「こころ」は心臓にあると考えています。

しかし、変化をするのはお腹と心臓だけではない。頭に血が上ることもあります。心臓から全身に廻るべき血の多くが頭に上がってくるのです。この状態も「こころ」だと考え「頭にくる」なんて言葉が生まれました。

上がってくるのは血だけではありません。お腹にあった内臓感覚が上がってくる。胸や喉のあたりがムカムカして「ムカつく」なんて言葉が生まれます。

「腹が立つ」「ドキドキする」「ムカつく」「頭にくる（頭に血が上ってくる）」、すべて身体感覚です。不思議なことに、薬などを使ってこのような身体感覚を弱めると、事態は何も変化していないのに、それだけで「こころ」の状態も変化するということが起きます。また、これとは逆に事態は大したことは起きていないのに、心臓がドキドキしたり、お腹がキュッとしたりというような身体感覚が起きると、それだけで「こころ」に問題が生じたりもします。

私たちが「こころ」だとか「感情」だとか思っているものは、どうもこのような身体感覚によるものが多いようなのです。

また、その人がこれらの身体感覚のうち、どれをもっとも意識しているか、どれにもっとも左右されるかということも、その人の「こころ」の状態と関わってきます。

心の定位置は「お腹」から「心臓」、「喉（ムカつく）」、そして「頭」へとどんどん上がってきましたが、変化したのは高さだけではありません。反応のスピードも変化しました。お腹にあったころは、怒りを感じても「腹に収める」ということが可能でした。しかし、「頭にくる」や「ムカつく」という状態ではそれは難しい。思わず反応をしてしまい、あとで冷静になったときに後悔するなんてこともよくあります。

歴史上の「臆病」な偉人たちは、心臓はドキドキしても「こころ」の身体感覚を「腹」に落として行動を起こした人たちです。詳しくはのちほど触れますが、江戸時代の禅僧である白隠禅師は、頭に上がってきてしまった「こころ」を、お腹に下げることによって、こころの問題を解決しました。

頭であれこれ考えるより、心臓のドキドキに左右されるより、ムカムカに振り回されるより、まずは自分の内臓感覚を意識する。それを意識するだけで、「こころ」の問題の解決に一歩近づきます。

「肝が据わる」ためにはまず「肝をゆるめる」

さて、さきほど「肝が据わっている」と書きましたが、実はこれは誤解を招きやすい言葉です。

古典芸能でも、武道でも、また精神の鍛錬でも、肝を据わらせるために「腹にちからを入れろ」などといわれます。そうすると腹筋をぐっと固くしてしまいます。が、これは間違いも間違い、大間違いです。詳しくは本文に書いたので重複は避けますが、「ちからを入れる」ということと腹筋を固くすることとは全然違うのです。

お腹が固くなっていると、その中にある「こころ」もキュッとしてしまいます。こころや肝のためには、むしろお腹はゆるめた方がいい。お腹がゆるんでいれば、自然に肝は据わります。

そこで本書では「肝を据える」とか「腹に力を入れる」などということはあまりいわずに、肝や腹をゆるめる方法についていろいろと紹介していきます。

アプローチ方法は「心・技・体」の三本柱です。

この三本柱のバランスを取ることは、何をするにも大切です。

他の本でも何度か書いたので詳細は省略しますが、引きこもりをしている人やニートの人たちと「おくのほそ道」を歩くということをしています。臨床心理士の友人やロルフィングの施術者である友人と一緒に歩くので、これは「心」と「体」へのアプローチということになるでしょう。

一回に歩くのは一週間ほど。一日七〜八時間歩きます。四、五日歩くと彼らの中に変化が生まれ始め、一週間も歩くとだいぶ変わってきます。顔つきも明るくなり、他人のために何かをするようになります。

しかし、だからといって彼らが引きこもりをやめたり、ニートであることをやめたりはしません。彼らがひとり立ちして生きるには「技」が必要なのです。ある人は農業を始めました。ある人はテープ起こしの仕事を始めました。しかし、まだまだひとり立ちができるほどの稼ぎはありません。「技」の習得には時間がかかるのです。

どの「技」が必要なのかは、人によって違います。むろん、本書ではそれをすべて扱うことはできません。そこで、本書の「技」としてはプレゼンテーション（プレゼン）にテーマを絞ってお話しします。プレゼンといっても、私たちがイメージするそれよりもずっと広く「人前で話をする」という意味で使っています。

企画書などを会議でプレゼンするのはむろんそうですが、営業の人がお客さんの前で商品の説明をするのもプレゼンです。恋人に思いを打ち明けるのもプレゼンでしょう。本書でお話しするプレゼンは、そのくらい広い意味でのプレゼンです。

「心・技・体」という言葉では、最初に「心」が来ますが、本書では最初に「体」についてお話しします。これはエクササイズが中心です。次に「心」、そして「技」です。

あ、またまた書き忘れていましたが、私は能楽師であるとともにロルフィングというボディワークを学んだものです。というわけで、本書は能とロルフィングの手法を使ったアプローチが中心になりますが、能とロルフィングについては本文中に少しお話をしました。

※現在、私はロルフィングの施術はしておりません。

[目次]

第2章

肝をゆるめる身体作法

【姿勢と呼吸法の章】

第3章

たくみな**意志**で「**ダメな自分**」に**別れ**を**告げる**

【肝をゆるめる心の章】

第4章

世阿弥に学ぶプレゼンの序破急

【肝をゆるめる技の章】

第1章

能の中に**ストレス**や**不安**を「**力**」に変える**ヒント**がある

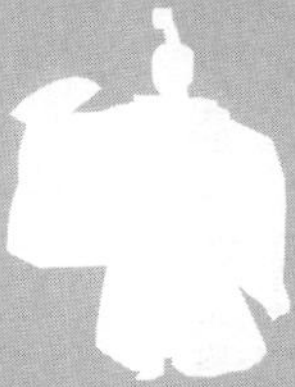

【心を落ち着かせる呼吸と深層筋の話】

能の稽古も実はストレスがいっぱい

地震があった日に、能が演じられている舞台にテレビカメラが入っていて、その様子がテレビのニュースで流されたことがありました。

大きな地震だったのでお客さんはざわついているのですが、舞台の上の役者たちは何もなかったかのように演じ続けています。演じている能楽師たちは、お客さんと同じ人間とは思えないような落ち着きようです。

静謐の心身を持つ能楽師たちによって占められる能舞台の上は、世間のあらゆる俗事から隔絶された別世界のように見えます。

しかし、能楽師も当たり前ですが人間です。

特に私のように途中から能楽の世界に入ったものにとっては、静謐の心身どころか最初のころはストレスまみれの日々でした。

稽古を始めたのが二十代も後半。それまで能の「の」の字も、謡の「う」の字も知らない生活をしていました。それがちょっとした偶然で玄人として舞台に出始めたのですから、覚悟も何もできていない。舞台は毎回びくびくです。

舞台ですから、ただ人前に出るだけではありません。セリフを覚えて、それを正確に謡わなければなりません。ふつうの演劇と違って、お客さんの多くはこちらのセリフを知っているか、あるいは「謡本《うたいぼん》」と呼ばれる台本を見ながら舞台を鑑賞しているので、間違うとすぐにわかってしまいます。一字一句間違うことができないのです。

しかも、私が属しているのはワキ方という役。舞台上で片膝を立てた姿で一時間も二時間も座っています。

この痛いこと、痛いこと。どうも私の足は座るのには向いていないようで、「痛いこと」を何百回いっても足りないくらい痛い。

尿路結石になったことがあります。夜中に痛みを感じ、トイレに行くと尿が真っ赤。びっくりして医者に行って検査をすると尿路結石という診断。あまりに大きな石なので入院して破砕して排出しなければならないほどでした。

しかし、舞台で座っている痛みに比べればこれだって大したことはない。

そのくらい痛いのです。

そのほかにもストレスはいろいろありました。楽屋に行けば偉い人ばかりで針のむしろに座っているようですし、稽古だって熾烈を極める。一緒に始めた頃の仲間はやめてしまうし、あとは自分よりずっと長くやっている先輩ばかりで孤独の日々。

すさまじいストレスの毎日でした。

こんなストレスや痛みを何とかしようと、さまざまなことを試みたのですが、結局は灯台下暗し、実は能そのものの中に答えはあったのです。

というわけで、本章では能の中にあるさまざまな知恵を紹介していきましょう。

なぜ武士は能を必要としたのか

これから能とストレスとの関係についてお話をしようと思っているのですが、しかし能はあまりにも知られていません。日本人でも「能なんか観たことがない」という人が大半です。

能は古典芸能の中でも、もっとも敷居の高い芸能のひとつです。

同じく敷居が高いといわれる歌舞伎に比べても、能の敷居は格段に高いようです。だいたいどこに行けば観ることができるのか、チケットはどこで買ったらいいのか、それすらよくわからないと友人たちからはよくいわれます。

実は、これは能の歴史と関係があるのです。

能は明治になるまで、庶民からは遠く離れた芸能でした。武士以外はあまり触れる機会がない芸能だったのです。武士による、武士のための芸能、それが江戸時代の能でした。能を完成させたのは、今から約六五〇年前の室町時代に活躍した観阿弥と世阿弥だといわれています。むろん最初は庶民のための芸能でした。しかし、観阿弥、世阿弥が時の将軍、足利義満に寵愛されたことがきっかけになり、武士階級に愛される芸能になっていきました。ただ、その頃はまだ庶民も能に親しんでいたようです。

それがいつしか、武士による、武士のための芸能へと移り変わっていったのですが、そのきっかけを作ったのは豊臣秀吉と徳川家康です。

足利将軍の時代の終わり頃には、能はかなり衰微していたともいわれています（異説あり）。それを盛り返したのが豊臣秀吉です。秀吉は古典的な作品も好みましたが、自身を主人公にした『明智討《あけちうち》』のような作品も作らせ、自分自身もその主役《シテ》として舞台に立っています。現代のような能装束が作られたのも秀吉の時代だったといわれています。

秀吉に続く徳川家康も、秀吉らとともに一緒に能や狂言をしたという記録があるくらいに、能・狂言好きでした。二代将軍秀忠以降も徳川将軍は能が好きで、いつしか能役者は武士の身分に取り立てられ、能は正式な武士のための芸能「式楽」として、幕府の管轄下で伝承されるようになったのです。

そして、同時にすべての武士には能が舞えること、能の歌謡である「謡」が謡えることが求められるようになり（実際には地方の小藩などではそうでもなかったようですが）、能の世界は武士が中心になっていきます。

武士は、当時の日本人の人口比で言うと、ほんの数パーセントという限られた特別な階級です。彼らには、日本という国の将来を担う者として、強靭な身体性とともに高い精神性も要求されました。そして能は、そのための必須科目だったのです。

「為政者のための芸能」、あるいは「トップ・リーダーのための芸能」、それが江戸時代の能だったのです。

では、なぜ能は武士に愛され、必要とされたのでしょうか。

能の身体作法と武士との関係

能が武士に愛された理由のひとつに、能の身体作法が武士のそれと相性がよかったからではないでしょうか。

特に「謡」による呼吸法、そして「舞」による深層筋の活性化、そのふたつが武士と相性がよかったと思われます。

呼吸法は精神面に役立ち、深層筋の活性化は武道に役立ちます。むろん、当時の武士たちは呼吸法も深層筋も意識はしていなかったでしょうし、ましてやそれが精神の鍛錬になるとも、また武道の役に立つとも思ってもいなかったはず。

しかし、能の稽古をしているうちに、なんとなく「これはいいぞ」と感じた。その「なんとなく」を現代人である私たちの用語を使うと「呼吸法」と「深層筋」になるのです。

では、まず「呼吸法」についてお話しましょう。

実は能には「呼吸法」などというものは存在しません。能どころか日本には独自の呼吸法はありませんでした。

江戸時代の白隠禅師が伝えた丹田呼吸法などもありますが、これだって江戸時代の話。日本の歴史からみれば、つい最近の話です。わざわざ呼吸だけを取り出すというのはあまり日本的ではありません。

呼吸に声を乗せて出す「歌」、能の用語でいえば「謡《うたい》」を謡うことこそが日本の呼吸法です。

能を始めた頃、舞台に出るといつも緊張をしていました。ところがある日、「謡」を謡っているときだけは緊張をしていないということに気づきました。

能の謡は、現代、私たちがイメージする歌に比べると非常に強い息が使われます。しかし、謡だけでなく、日本の「歌」自体がもともと強い呼吸に声を載せるものでした。

「歌《うた》」の語源は「打つ」と同じともいわれています。能では鼓という楽器が使われますが、これも「叩く」ではなく「打つ」といいます。

「打つ」とは、何かを打つ音の擬音を語源とする語ですが、「心を打つ」や「胸を打つ」というふうにも使われるように、人の心や感覚器官に刺激を与えるときにも使われます。

『古今和歌集』の仮名序には、歌の効用として「力をも入れずして天地を動かし、目に見えぬ鬼神をもあはれと思はせ、男女のなかをもやはらげ、猛きもののふの心をもなぐさむるは歌なり」とあります。

天や地などの自然、先祖の霊（鬼）や神などの目に見えぬ存在、そして異性や猛り狂った者などをも打つのが「歌」なのです。

「打つ」からこそ歌のためには、打つがごとき強い息が必要になるのです。

そして、この強い息を伴った「歌」、すなわち「謡」は対ストレスにも役立ちます。

ただし、それはストレス・リダクション（ストレスを弱める）のために役立つのではなく、むしろそのストレスを味方につける、そのために役立つのです。

信長はなぜ戦いの前に「敦盛」を舞ったのか

歌とストレスとの関係をお話するために、織田信長と「人間五十年」の舞の話をしましょう。

ちなみにこの話、いろいろな人に話を聞くと、多くの方が二つの誤解をしています。

ひとつはこの「人間五十年」の舞を能だと思っている人が多いのですが、これは能ではありません。「幸若舞《こうわかまい》」という芸能で、『敦盛』という題名の演目です。

ちなみに当時の「舞」という語は、私たちがイメージする舞よりは「謡」に近いニュアンスがあります。謡だけでも「舞」といいますし、謡を謡っていて自然に手足が動いてしまう、それも「舞」といいます。

さて、信長が舞った幸若舞は、能とともに武士に愛好された芸能ですが、江戸幕府の崩壊とともに衰微し、現在では民俗芸能として残っているだけです。

また、テレビなどではこの舞はよく本能寺の変で自害をする前に舞われますが、それも間違い。だいたい人目を避けた自害。そのときにどんな舞を舞ったかなどわかるはずがありません。

信長の家臣が書いた『信長公記《しんちょうこうき》』によれば、この舞は桶狭間の戦いの前に舞われた、とあります。

桶狭間の戦いは、織田信長にとってのみならず、それまでの合戦の歴史を塗り替えたともいわれる重要な戦いです。自国の兵力よりはるかに上回る敵・今川義元の軍勢を討ったのです。

これは、それまでの合戦では考えられないことでした。

今川勢の兵力は織田家の十倍だったともいわれています。近頃の研究では、もっと少なかったともいわれていますが、しかし当時の戦いでは、相手が二倍でもまず負けるといわれていました。

「織田は絶対に負ける」

そう周囲は思っていました。信長にとってもまったく勝ち目のない戦い。負ければ、死。しかし、そんな戦いを前にした信長の行動は不自然きわまりないものでした。

さまざまな情報から、今川勢はまず織田の砦を落としにかかるだろうという予測がなされ、信長は家臣を集めて評定を開きます。が、別に軍立ての話をするでもなく、雑談をしただけで帰したのです。家老たちは、「もう信長もおしまいか」と嘲笑しながら帰っていったといいます。

そして、案の定、予測通り「砦が囲まれた」との報せが入ったとき、信長はその報せを静かに聞くと、ひとり奥に入り、そこで「人間五十年」の『敦盛』を舞ったのです。

そしてそのあと、具足をすばやく身につけ、立ったまま食事をすると、兜を被って馬にまたがり、城門を駆け抜けた。そのあまりの速さに、後に従うことができたのはわずかに五騎であったと伝えられています。

この話には不思議なことがふたつあります。

ひとつは、なぜ戦いの直前に、優雅に舞を舞ったのか。そして、もうひとつは砦が危ないという情報を得ていながら、なぜ砦が囲まれるまで何もしなかったのか。

その答えが「謡」にあるのです。

あえて不安を募らせた信長の戦略

桶狭間の戦いの直前に『敦盛』を舞った織田信長の行動は、一見するととても不自然にも見えます。

敵の来襲は数日前からわかっていた。早く手を打てば打てるものを、あえて何もせず、わざわざ不安を増大させています。味方の砦が囲まれてしまいそうだという注進も続々と届きます。それなのに、何の行動も起こさない信長に、家老をはじめ家臣たちの不安は募っていきます。

むろん信長の不安も募ったでしょう。

なぜわざわざ不安を募らせるような真似をしたのか、家臣たちにも理解できませんでした。だからこそ信長を嘲笑する者もでてきます。

しかし、これこそが信長の自分自身に対する戦略だったのです。

わざと不安を募らせる。それによって、信長はさらに大きな戦闘エネルギーを導き出そうとしていたのです。

野球でも球速の速いピッチャーの球は当たれば遠くに飛びます。むろん、それは強いバットで、そしてバッターに強い力があった場合です。

強い力は、それを充分に跳ね返すことができる、より強い力のある人にかかれば、逆転の強い力を生み出すのです。

信長は、どんな強いストレスをも跳ね返す力を持っていた。その自信があった。だからこそ、より強い不安、より強いストレスをゲットするために、あえて何もしなかったのではないか、そう思うのです。

そして、ストレスを跳ね返す力、それこそが「人間五十年」の舞（謡）、すなわち呼吸法だったのです。

恐怖を吹き飛ばす『呼』の呼吸

緊張している人は怒りやすいということを経験的に知っている人は多いでしょう。ふだんの仕事や生活でストレスを溜めている人は、ちょっとしたことでもすぐに怒ります。不安や恐怖は「怒り」と根を同じくするのです。

信長は敵が目前に迫ってくるまで、その不安や恐怖心を深く内部に溜めます。不安をどんどん募らせて、それが大爆発を起こす沸騰点である「怒り」へと変換されるのを待ちます。なぜなら、行動エネルギーを大きくしようとするならば、不安や恐怖、すなわちストレスは大きい方がいいからです。

そして、それが飽和状態になったときに、信長は『敦盛』を謡い舞うことによって、その不安や恐怖を「怒りのエネルギー」、すなわち「行動エネルギー」へと変換させていきました。

ストレスや不安を信長のように行動エネルギーに変えることができる人もいますし、それに押しつぶされてしまう人もいます。あるいは、自分よりも弱い人や動物をそのストレスのはけ口にしてぶつける人もいます。

信長は、なぜストレスや不安を行動エネルギーに変えることができたのか。それこそが強い呼吸を伴った歌、すなわち「謡《うたい》」の力なのです。現代的な言い方をすれば呼吸法です。ストレスを行動エネルギーに変えるための呼吸法の実際については2章で扱いますが、そのうちふたつをいえば「『呼《こ》』の呼吸」と「反復律動性の呼吸」です。

特に、いま目の前に迫るストレスを行動エネルギーに変えるには、非常に強い呼吸と強い声を伴う「『呼』の呼吸」が役に立ちます。

戦闘の際にも「わー」とか「おー」とかいう吶喊《とっかん》・鬨《とき》の声を上げつつ敵陣に飛び込んでいきます。スポーツのときにも「えいえいおー」とか「よし」とか掛け声を掛け合ったりします。

これも「『呼』の呼吸」のひとつです。

強い声を伴う激しい呼吸は、恐怖をなくし、ストレスを吹き飛ばすことができるのです。ただし、戦闘時に大声で怒鳴る吶喊は、頭を真っ白にしてしまうおそれがあります。理性を伴わない行動になってしまうおそれがあります。

理性を保ちつつも、ストレスを行動エネルギーに変える、それが「『呼』の呼吸」なのです。

『呼』の呼吸」とその方法については2章でお話しましょう。

「反復律動性の呼吸」でストレスは力になる

ストレスを行動エネルギーに変える、もうひとつの呼吸法が「反復律動性の呼吸」です。舞を伴う謡では、ゆっくりと繰り返される、リズミカルな深い呼吸も使われます。これが「反復律動性の呼吸」と呼ばれる呼吸です。

「反復律動性の呼吸」にはストレスをそのままに保ちながら、それを適切なリズムに整えることによって、行動エネルギーに変換させる効果があります。

東京学芸大学の藤枝賢晴先生が行った、「反復律動性の呼吸」の効用を知るためのテストを紹介しましょう（第35回日本武道学会――2005年）。

剛柔空手道の宮城敬宗家の高弟の方に協力を得て行ったこの調査では、有酸素運動を行った場合と、反復律動性の呼吸を基本とする剛柔流の「形」をした後に、被験者に与える気分・感情がどう変化するかを調べたものです。

これによると、剛柔流の「形」をした後では「活気」が増加し、「緊張」、「抑うつ」、「怒り」、「疲労」、「混乱」の因子は下がったそうです。有酸素運動でも、ネガティブな因子は減少することが認められましたが、「活気」に関しては増加が見えませんでした。

つまり、反復律動性の呼吸をしたあとでは、やる気は失わずに、ネガティブな感情を抑えられたという結果が出ています。

意識的に調整した反復律動性の呼吸は、ストレスの刺激による適度な覚醒水準を保ちながらも、興奮をコントロールすることによって、ストレスを有効に使えるように変換するということです。

過剰に反応しても、緩みすぎても高いパフォーマンスは得られませんが、それを可能にするひとつの条件として反復律動性呼吸に由来する注意力や集中力の可能性に、藤枝先生は注目しています。実際に、不意の襲撃にあたって、被害を最小限にするための冷静な状況判断や逃走、戦闘のために必要とする筋力発揮には、安静時の50倍以上にもおよぶ酸素需要を要するといいます。

「反復律動性の呼吸」についても詳しくは2章でお話します。

深い呼吸と発声が心と身体の隠れた力を引き出す

信長は、謡や舞、すなわち舞歌によって自分の不安や恐怖を適切なリズムに整え、それを行動エネルギーに変えることができるという経験からくる実感をもっていたのでしょう。それは誰に教わったものではなく、自己の経験に基づいたものだったので、揺るがぬ確信となって、ギリギリまでの「溜め」を可能にしていたと思われます。

だからこそ彼は家老たちに愛想をつかされながらも、ただ敵を引きつけて自分の不安や恐怖を増大させていったのです。

日本の芸能では「溜め」が重視されます。溜めて、溜めて、爆発しそうになったときに、さらにもうひとつ溜めることによって、本当の力を発揮します。

ですから、そういうことがわかっている人にとっては、苦難というものは歓びでもあります。「我に七難八苦を与えたまえ」と三日月に祈った山中鹿之介や、「人の一生は重きを負って遠き道を行くが如し」といった徳川家康もその一人だったのでしょう。

むろん苦難ですから、つらい。つらくなくては苦難ではありません。その苦しみを「反復律動性の呼吸」を使うことによって行動エネルギーに変換する。

徳川家康が、能を式楽（正式な楽）にしたことも、ここに理由のひとつがあると思われます。

そして、能のもつもうひとつの可能性「深層筋」も、実はストレスを何とかしたいという人には役に立つのです。

能楽師が90歳でも現役でいられる秘訣

能というと「年寄りのものだ」と思っている人が少なくありません。能を演じる能楽師も、年を取っている人が中心だと思っています。

これはむろん間違い。能では初舞台は3歳くらいが多いし、子どもが出る役（子方という）も多いので、楽屋には子どもからお年寄りまで、さまざまな年齢の役者がいます。

しかし、世間では能というとお年寄りがするものだと思っています。そして、そう思うのも無理もないのです。ふつうだったら引退していそうな年齢の方が、舞台上で元気に舞い謡っているのですから。

二十代も後半になってから能楽の世界に飛び込んだ私も驚きました。

しかも、多くの能楽師は健康にまったくといっていいほど注意を払っていません。

「それなのに、なぜこんなにも元気なんだろう」

そう思っていたときに、ボディワークであるロルフィングを学んで、その元気の秘訣が「謡」、すなわち深くて強い呼吸と、そして「深層筋」にあると気づきました。

むろん、ほとんどの能楽師は呼吸法と同じく「深層筋」などは意識もしていません。

しかし、能の動きは「深層筋」の活性化にとても役に立ちます。特に能の動きの基本である「すり足」は、下半身と上半身をつなぐもっとも重要な深層筋である「大腰筋」を知らないうちに活性化させ、長年にわたる現役生活を可能にしていると思われます。

私がロルフィングに出会った2000年の初めの頃は、深層筋も大腰筋も知っている人はほとんどいませんでした。NHKの報道により、日本でも深層筋が知られるようになってからはスポーツクラブなどでも深層筋を扱うエクササイズが行われるようになりました。

その中でよく「深層筋を鍛える」といういい方がされますが、私は深層筋を意識的に鍛えることはできないのではないかと思っています。なぜなら、深層筋は意識できないからです。

意識できない筋肉を鍛えることは、誰にでもできることではありません。むろん、一流のアスリートのように人並みはずれた身体感覚を持っている人ならばそれも可能かもしれません。しかし、私たちのような一般の人間には難しい。

しかし、深層筋を使う動きをすることによって、深層筋を活性化することはできます。

能の舞台では、能楽師は正座や下居《したい》など据わった状態から立ち上がり、「すり足」で移動して、「カケル」や「ネジル」などの方法で向きを変えます。また、足拍子を打ったり、「サシ込ミ（シカケ）」や「開キ」といった「型」と呼ばれる動作を行います。

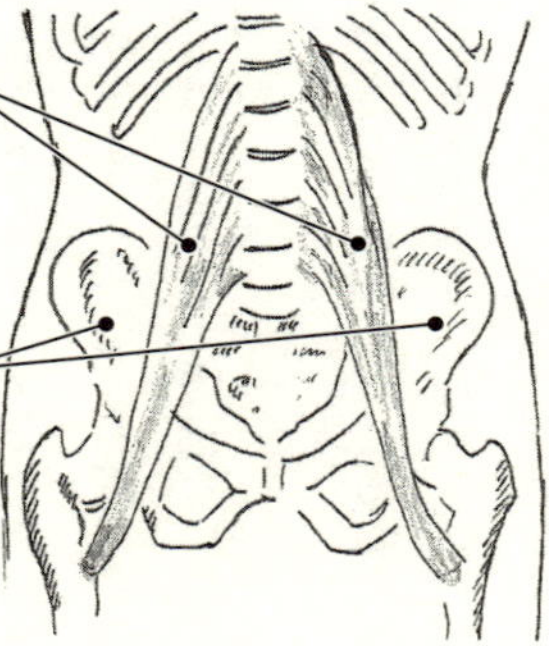

これらの動きの一つひとつのなかに、さまざまな深層筋が巧みに使われています。

しかも、熟練すればするほど、年齢を重ねれば重ねるほど、表層の筋肉をほとんど使わず、これらの動きをすることができるようになります。深層筋だけで舞台上を舞っているのです。

むろん能では、深層筋やコアの筋肉群などという言い方はしませんし、意識もされてはいません。しかし、能を稽古していく過程で、知らず知らずのうちに深層筋が活性化されているのです。

ロルフィングを学んだときに、能の動きが深層筋、特に大腰筋を活性化させているのではないかという仮説を立てたのですが、それを実証する機会に恵まれました。あるテレビ番組で、能楽師の大腰筋を計測してみようという企画が持ち上がり、観世流の津村禮次郎師と私の深層筋を計測してもらいましたが、ふたりとも年齢に比べると非常に若い大腰筋をもっていました。

「コア意識」を持つ、すなわち腹（肚）が据わっている人

本書のテーマが、肝、すなわち精神面なので、本書では「年齢を重ねても現役でいるための深層筋」については扱いません。

しかし、深層筋は精神面でも重要です。それは深層筋と深い関係にある「コア」と「コア意識」が精神と関わっているからです。

コアとは「芯」つまり「中心」です。

コア（芯）にはふたつの意味があります。ひとつは、りんごの芯のようなコアです。人も、りんごの芯のように、身体の中心にコアの軸をもっています。背骨とその周辺についている骨群です。この軸についている筋肉群をコアの筋肉群、すなわち深層筋群と呼びます。

深層筋は身体の奥深くの芯についている筋肉で、ふだんの生活ではさわることはもちろ

ん、その存在さえ、意識するのも容易ではありません。したがって、日常生活ではほとんど使われていない筋肉と言えます。しかしながら、深層筋は私たちの身体を動かすのにとても重要な筋肉です。たとえば、まっすぐな姿勢をとるにも、安定した動きを生み出すときにも深層筋の働きが欠かせません。

もうひとつのコア（芯）は、まさに「中心」。からだの中心に存在する核のようなもの、それもコアです。

そして、この「核としてのコア（核コア）」がどこにあるかと感じているかという意識を「コア意識」といいます。

コアは、自分の重心でもあります。

人体の絵を見せて「あなたの重心がどこにあると思いますか」と指してもらうと、人によって少しずつ違います。それがその人の「イメージとしての重心」であり「イメージとしての腹」です。

実際には、人の重心は仙骨の二番目の前のあたりにあります。丹田の位置です。これが人の「核コア」＝「腹（肚）」です。

東洋では、このあたりを「丹田」ともいいました。

ここを中心に存在したり、意識的に動いたりすれば、その動きは確固たるものになりま

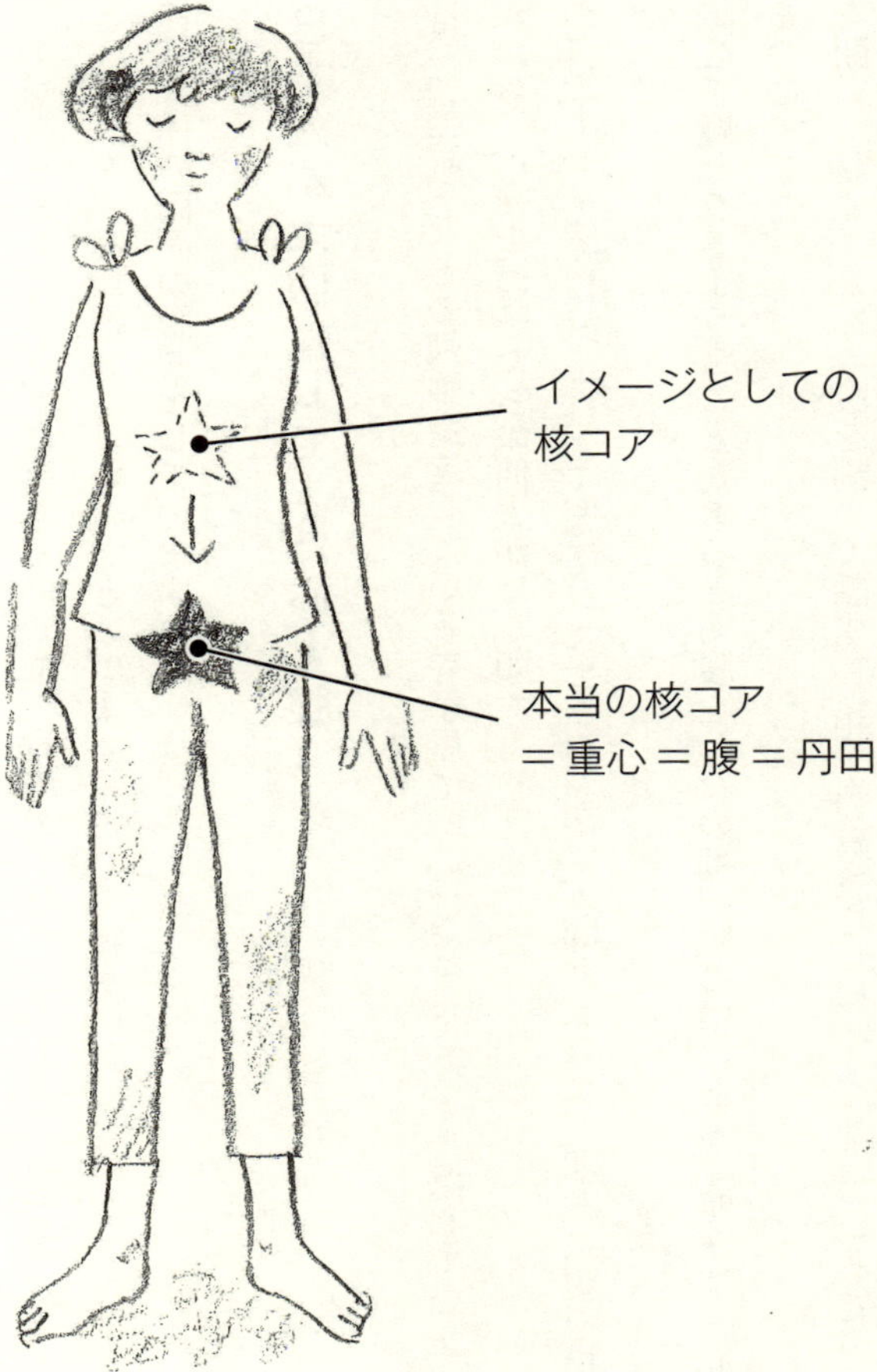
イメージとしての
核コア
本当の核コア
＝重心＝腹＝丹田

す。ところが、イメージとしてのコア（腹）がもっと上にあると、ちょっとふわふわした感じになってしまいます。これを日本語では「腰が浮いている」などという言い方をします。

「イメージとしての腹」が下に落ちていって、本当の「腹」すなわち「核コア」と一致したとき、それを「腹が据わっている」といいます。この「腹が据わっている」という表現は精神、身体の両面の説明をしていますね。

日本人が大切にしてきた心と腹

先日、『論語』などの勉強会をしている寺子屋で「心はどこにあると感じていますか」と尋ねたら、小学生の子たちの何人かは「頭」と答えました。

昔の日本人、とくに武士は、「心はどこにあるのか」と問われれば、即座に腹を指したでしょう。

忠誠心を疑われるようなことがあると切腹をしたのは、腹の中にある「明き清き心」を見せるためでした。

心を開いて話すことを「腹を割って話す」、相手の真意を見極めることは「腹をさぐる」、怒ったときには「腹が立つ」わけで、さらに怒りが大きくなると「腹わたが煮えくりかえる」……と腹に関する慣用句には、心を関係する言葉がたくさんあり、昔から日本人にとって腹はとても重要なものであったことがわかります。

感情、つまり心は腹にあると昔の日本人は考えていました。誰でも怒ることがあれば、むっとしてしまうこともあるでしょう。文字通り「腹にすえかねる」状態になるわけですが、それでも大人としての余裕がある人は、感情を爆発させたり「キレる」前に、ぐっと腹で踏み留まります。

腹に心の座があると考えたのは日本人だけに限ったことではありません。『リア王(シェークスピア)』の中には、怒り狂うリア王の独白として次のようなセリフがあります。

「おお、腹が煮え返り、熱いものがこの胸元(heart)まで!
腹の虫(Hysterica passio)め!
ええい、下がれ、この湧上る悲しみ、
貴様の居処は腹の中だ(Thy element's below!)」

(福田恆存訳、改行・括弧:安田)

原文では腹の虫は「Hysterica passio（ヒステリー感情）」。そして「Hysterica」は古典ギリシャ語の「ὑστέρα」、すなわち子宮です。リア王は胸元にまで上がってきてしまった怒りの感情を腹（女性でいえば子宮のあたり）に押し戻そうとしているのです。

そして福田恆存氏が「胸元」と訳したものの原文は「心臓（heart）」です。怒ったときは、確かに心臓がドキドキして、呼吸が浅くなります。心の座が「腹」から「心臓」に変わってきたのは、このドキドキを心の働きだと思ったからでしょう。

そして怒りを沈めて冷静になろうと努めるときには、意識的に大きくゆったりとした呼吸をします。頭に上った感情を、呼吸をすることで、脳から腹に落とすことで、心は落ち着いてきます。リア王もそうしようとしました。

これが「腹を据えた」状態です。

武士の修身の流れをくむ能や武道では、腹に力を溜めることを重要視します。日本人は昔から、腹に力を入れることで、さまざまな能力を発揮してきました。

「力む」と「ちからを入れる」は違う

「腹に力を入れる」ということでひとつ注意しておかなければならないことがあります。それは「ちからを入れる」ということと「力む」ということはまったく違うということです。

謡の稽古を始めると師匠から「腹に力を入れろ」といわれます。しかし、腹筋に力を入れると、今度は「力むな、力を抜け」と怒鳴られます。力は入れるけど、力んではダメ。最初はどうしていいのか全然わかりません。

動きもそうです。

「もっと気合を入れろ」と怒鳴られる。しかし、筋肉に力をぐっと入れると、これまた「力むな」と怒鳴られる。

最初はこれが全然わかりませんでした。強い声を出すために腹筋運動をしたり、強い動きをするためにスポーツクラブに通ったりもしました。しかし、実はそれはまったく意味がなかったどころか、むしろ逆効果だったのです。

「ちから」と「力《りき》」とは全く違うものなのです。

「ちから」というのは古代からある日本語です。「ちから」の「ち」というのは神様や地霊などの霊力をあらわす言葉です。それも激しくうごめく霊力です。漢字を当てれば「霊」や「魂」になります。

たとえば「いかづち（雷）」や「おろち（大蛇）」の「ち」です。「血」や「乳」の「ち」もこれです。「息《い》の霊《ち》」は「命」になります。

それに対して漢字の「力」は、腕を曲げた形の象形といいます。筋力を指す文字です。

筋力と霊力。この両者はまったく違うのです。

お腹に「ちから」を入れるというのは、腹筋をぐっと固くすることではなく、腹部に魂を込めることをいいます。からだに「ちから」を込めるのも、からだの細部に魂を行き渡らせることをいうのです。そうすることによって、表層の筋肉はゆるめたまま、深層の筋肉だけで呼吸をしたり、動いたりすることができるようになります。

むろん、最初はどうやっていいのかはわかりません。

しかし、やっては怒鳴られ、やっては怒鳴られしているうちに、その葛藤の繰り返しでもがいていると、いつの間にか、力を抜きつつも、地に足がつき、腹のちからで謡ったり、舞うことができてくるのです。

お腹をゆるめることで肝は自然に据わってくる

「力」を抜くことの大切さは、『葉隠』の中にも書かれています。

『葉隠』は「武士道」について書かれた江戸時代中期の書物ですが、その中に「ここ一番のときには身体が硬くなったりすることがあるが、それをいかにゆるめるかが大事だ」と記されています。

よく「肝を据える」といいます。

「肝」とは、昔の日本語では肝臓ではなく内臓全般をいいました。また、「据わる」というのは、本来あるべきに位置に落ち着くことをいいます。

「肝を据える」、すなわち肝（内臓）が本来あるべき位置に据えられるためには、決して腹筋に力を入れることではなく、「肝をゆるめる」ことがもっとも大事なのです。肝がゆるめば、肝は自然と下に落ちてゆき、肝が据わってきます。

昔の日本では「こころ」の枕詞は「肝向かふ」でした。日本人の身体感覚では「こころ」というのは内臓の中にあったのです。

肝（内臓）の中に「こころ」があるのですから、内臓が固くなっていると「こころ」は

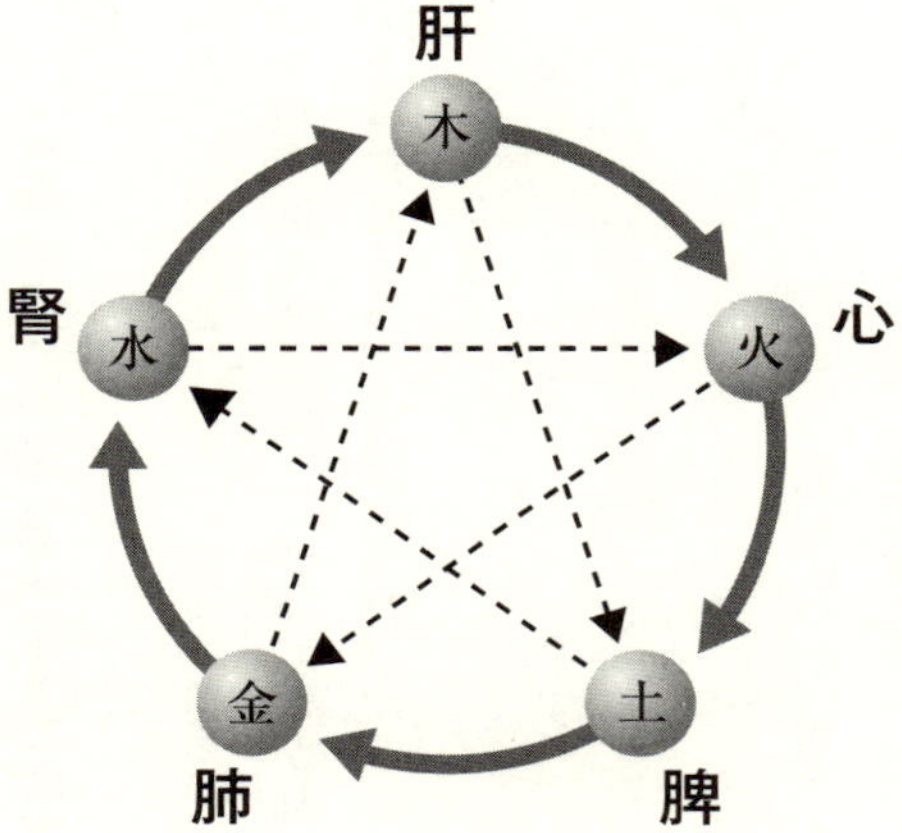

東洋医学では、人間の五臓も五行に関連していると考える。木と木によって火が生まれるように、「肝」が「心」を生むのである

自由さを失います。

実際にお腹のあたりが固くなっていると、緊張しやすくなったり、イライラしやすくなったりするものです。

自分が緊張しているなと思った時には、ちょっとお腹を触ってみましょう。そこが固かったらマッサージをします。あまりに固い場合はプロに任せるのもいいでしょう。また、本章の最後に呼吸を使ったお腹のゆるめ方も紹介しますので、それをするのもいいでしょう。

肝を据えようとするのではなく、お腹をゆるめて、自然に肝が据わってくるのを待つ、それが大事です。

肝があるべき位置に降りると、「腹」、「肝」、「心」があるべき位置に落ち着いてきます。

肝があるべき位置にない、すなわち据わっていない状況では、『リア王』のようにあらゆる感情が「胸（心臓）」のあたりまであがってきて、心臓がドキドキしてしまいます。

これを江戸時代の禅僧、白隠は「心火逆上《げきじょう》」と言いました。

東洋医学では五臓を「木火土金水」の五行に分類しますが、心臓は「火」の性に属します。その心の火が上ってしまっている状況です。

白隠禅師の「心火逆上」

白隠禅師は近世以降の最大の禅僧のひとりです。現在の臨済宗のお寺のほとんどは白隠を中興の祖と仰いでいますし、「駿河には過ぎたるものが二つあり、富士のお山に原の白隠」とまでうたわれた名僧です。

そんな白隠禅師が「心火逆上」の状態になったのは禅の修行によって悟りを開いた少しあとでした。

悟りを開いた瞬間、白隠禅師は喜びのあまり手を打って大声で笑います。周りの人たちが、白隠は気が触れたのではないかと心配するほどでした。

もし現代の精神科医に診せれば、おそらくは「躁」と診断されたでしょう。

それからの白隠には、すべての人は陽炎のように見え、「俺ほどの悟りを開いた者は、この二三百年来、誰もいないだろう」とおおいにうぬぼれます。後年の白隠は、「慢幢《おごり》山の如く聳え、憍心潮《たかぶり》の如くに湧く」と述懐しています。

そして、それからしばらくして突然、心が折れ、「心火逆上」の状態になるのです。このときの白隠禅師の状態を身体症状と精神症状に分けて箇条書きにしてみましょう。

まずは身体症状から。

【身体症状】

・「こころ」が上がってきてしまい、頭に血が上る（心火逆上）。
・胸がドキドキして落ち着かず、呼吸も困難になる（肺金焦枯）。
・足が氷のように冷たい（雙脚氷雪の底に浸すが如し）。
・何を着ても寒い感じがする（衣に、暖気なし）。
・激しい耳鳴りがする（両耳渓声の間を行くが如し）。
・脇の下に汗をかく（両腋常に汗を生ず）
・眼にいつも涙がたまっている（両眼常に涙を帯ぶ）
・口が乾く（水分枯渇）

これって、人前に出て何かをしようとするときの身体症状に似ているでしょう。では精神症状も。

【精神症状】

・常になにかにおびえていて気が弱い状態（肝胆常に怯弱）
・動きがビクビクしていて恐怖感が伴って行動を起こせない（挙措恐悲多く、動に入るを得ず）
・人気のないところで身を隠していたい（陰壁のところに死坐す）
・神経が衰弱している（心神困倦し）
・悪夢をみたり、夜中に目を覚ましてしまって安眠できない（寐寤種々の境界を見る）

これも、「数日後にプレゼンがあったり、大事な商談があったりするときに、こんなことがある」と心当たりがある人が多いのではないでしょうか。

特に悪夢を見たり、眠れなかったりするのは思い当たる人が多いでしょう。また、早く準備をすればいいことはわかっているけれどもなかなか手がつかない。そんな人は「動きがビクビクしていて恐怖感が伴って行動を起こせない（挙措恐悲多く、動に入るを得ず）」ですね。

こんな白隠を、やはり現代の精神科医が診れば「パニック障害」か「全体性不安障害」と診断されていたかもしれません。

また、白隠禅師の症状にはありませんでしたが、近年は「過敏性腸症候群」も問題になっています。

不安やストレスで、急におなかが痛くなって下痢をしたり、便秘が続く病気が「過敏性腸症候群」ですが、これはここ20年ほど増加傾向にある、最近増えた現代病なのです。しかも20～40歳代の若い人を中心に増加しています。

心が不安や緊張や心配、焦り、興奮など、いつもの平穏な状態とは違った状態になると、腸が敏感に反応してしまいます。

「胃は心の鏡」とも言われますが、「心」と「腹」と「肝」の関係は切っても切り離せません。

「たくみな意志」で自分をコントロールする

さて、このようなことがからだに起こると、私たちはなんとかしてこれをなくそうとします。からだの震えをとめたり、汗がひくようにしたり…。

しかし、なかなかなくすことはできません。

あるいは「からだの震えがなくなったら、自分は行動が起こせるのだが」という人もいます。しかし、それこそ「挙措恐悲多く、動に入るを得ず（動きがビクビクしていて恐怖感が伴って行動を起こせない）」です。それではいつまで経っても行動を起こすことができません。

「はじめに」でも書いたように、何かを成し遂げた人たちは臆病です。

手や脇の下に汗をかきながら、いや全身、汗びっしょりになりながら、それでも何かをしました。喉も渇くし、手足も震える。むろん、怖い。それでも、する。

実は前項でわざと「症状」と書きましたが、正しくは「症状」ではありません。医師があなたを「病気」だと診断し、そしてこのような身体の状態を「症状」だと判断を下したとき、はじめてそれは「症状」になります。

それまでは、ただの身体の状態にすぎません。

いや、医師がそう診断を下しても、実は症状ではない可能性もあります。

精神科医の友人に聞くと、精神科医ですらそれが病気かどうかがわからないということもよくあるのだそうです。ただ、患者が「病気だといってほしい」から病気だということも多いとか。

また、これはほかのところに書いたので詳しくは書きませんが、整形外科医からも柔道整復師からも「全治数ヶ月」といわれた自分のふくらはぎの肉離れを、三日で治したこともあります。

自分が「症状だ」と思わないかぎり症状ではない、そういうことも多いのです。

全身に汗をかいていても、からだが震えていても、それでも何かを行う。それができるかどうかです。

そこでキーになるのが「意志」です。

しかし、これはちょっと曲者です。下手をすると、ただの精神論になってしまいます。

そこで、イタリアの精神科医のロベルト・アサジオーリは、「たくみな意志」という考え方を提唱しました。

私たちが「意志をもって行う」というときには、「できないのはやる気がないからだ」

とか「恐怖などわきにおいて、まずはやれ」というような使い方をしますが、それは意志のひとつの面しか表していないとアサジオーリはいいます。

それではただの精神論です。できないものはできない。

そこで、ちょっと見方を変えてみます。

たとえば手足が震えているとしたら、それを「これは武者震いだ」と思ってみる。手足や顔に汗をかいてきたら「興奮して熱くなってきたぜ」と思ってみる。

実は、これ、能の先生に教わったことなのです。こう思うことで、私は舞台に一歩を踏み出すことができました。ひょっとしたらあなたもこれで一歩を踏み出せるかもしれません。

むろん、この方法ではダメかもしれません。

「そうしたら、ほかの方法を考えよう」

それが「たくみな意志」です。意志に無理をさせないのです。

この「たくみな意志」を発動させるのは「セルフ（自己）」なのですが、これについては第3章で、もう少し詳しくお話しします。

筋肉は前側と後側のセットで動いている

さて、意志には「強い意志」だけでなく「たくみな意志」があるように、私たちの身体も鍛えるだけが身体へのアプローチ方法ではありません。

身体に対して、鍛えるのではなく「ゆるめる」という方法からアプローチするのがロルフィングというボディワークです。

本書の身体的なアプローチは、このロルフィングの考え方をもとにしていますので、ロルフィングについて少し説明をしておきましょう。

ロルフィングは、アメリカ生まれのボディワークです。生化学者アイダ・ロルフが創設したので、その名前をとって「ロルフィング」と呼ばれます。

ボディワークといっても、あまり馴染みのない方も多いと思うので、整体の一種と思っていただいていいと思います。ただし、「整体」というのは本来は野口晴哉氏が創設された野口整体をいい、ロルフィングを含めて、ほかのボディワークを整体というのは正しくはありません。

が、ここではわかりやすくお話するために整体の一種といっておきます（野口整体の方、ごめんなさい）。

ロルフィングの基本はベーシックの10セッションで、これはマッサージベッドの上で下着姿になって、ロルファーと呼ばれる施術者から全十回の手技を施されます。最初の三回は表層の筋肉、次の四回が深層の筋肉、そして最後の三回が統合のセッションと各回にアプローチするところが違います。

ロルフィングは整体の一種とはいいましたが、たとえば「腰が痛い」とか「肩が凝る」などという、いわゆる「症状」はロルフィングの扱う分野ではありません。ましてや「人前に出ても震えないようにしてほしい」とか「汗をかかなくしてほしい」などということを解決することは目的にしていません。

むろん、ロルフィングによってそのような状態が改善することもありますが、それはあくまでも副次的な結果です。

ロルフィングの目的は、全身の筋肉や筋膜にアプローチすることによって「身体のバランスを整える」ことなのです。

そして、バランスを整えるときに「ゆるめる」という方法を使います。

私たちの筋肉のほとんどはセットになっています。

たとえば腕（肘関節）。

腕を曲げる筋肉群は腕の表側についている、いわゆる力こぶの部分です。そして、伸ばす筋肉群はその逆側、腕の裏側についています。このように筋肉群がペアになっているから腕を伸ばしたり、曲げたりすることができるのです。

さらにこれを体全体でみると、からだの前側の筋肉群と後ろ側の筋肉群とに大きく二つに分けることができます。

さて、猫背の人のことを考えてみましょう。

猫背の人に対して「背筋を伸ばせ」という人がいます。

ところが、これがあまり効果がないということは筋肉のことを考えればすぐにわかります。

猫背というのは前側の筋肉群が固くなって引っ張っている状態です。

これをそのままで背中を伸ばしても、前側が固くなっているわけですから、すぐにまた戻ってしまいます。たとえていえば、ブレーキをかけながら（前側の筋肉群を固めたまま）、一生懸命に自転車をこいでいる（背筋を伸ばしている）ようなものなのです。

猫背の人ならば覚えがあるでしょう。

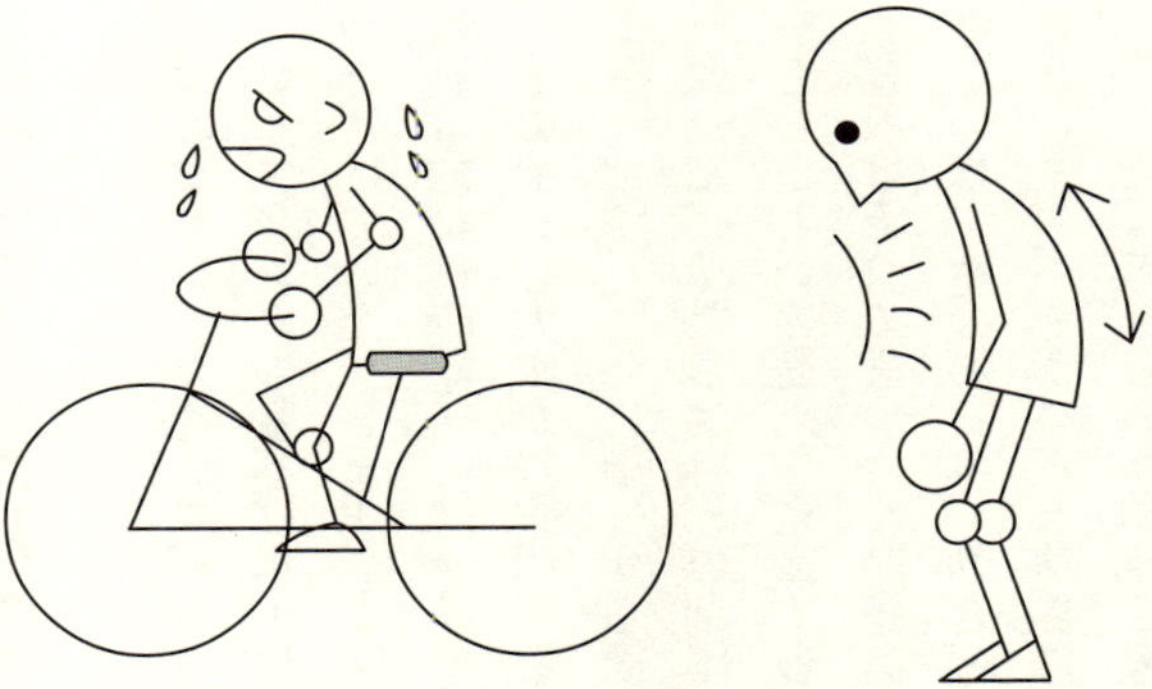

猫背というのは、前側の筋肉群が固くなっている状態。それをそのままで背筋を伸ばそうとするのはブレーキをかけながら自転車をこぐようなもの。まずは前側をゆるめるのがいい

「背筋を伸ばせ」といわれて伸ばしても、気がつくと、すぐに戻ってしまっている。これは仕方がないし、当然の結果なのです。

いわゆる「鍛える」という方法は、この「背筋を伸ばす」というのと同じことをよくやっています。

ロルフィングのアプローチはまったく逆です。

猫背の人に対しては、「前側の筋肉群をゆるめたらどうか」と考えるのです。そうすれば姿勢は自然に元に戻る。それがロルフィングのアプローチです。

つまり、身体のバランスを整えるには、まず「筋肉をゆるめちゃおう」、そう考えます。

これは前にお話した、「たくみな意志」と似たようなアプローチですね。

ロルフィングとは

ロルフィングについて、もう少しお話しましょう。

ロルフィングの基本はベーシックの10セッションだと書きました。ロルフィングは全十回を受けていただきます。十回で一応、完結するので、次にこの10セッションを受けるのは基本的には十年後、二十年後でいいといわれています。

その流れを大まかに説明すると、最初にするのは「ディファレンシエーション」のセッションです。これに第一から第七までをかけます。

ふだん、私たちは自分の身体の各部分を意識することはあまりありません。ましてや、ひとつひとつの筋肉を意識することはありません。

普段はそれでまったく問題はないのですが、あまりに長い間、同じ姿勢を続けていたり、あるいはクセのある体で動き続けていると筋肉が固まったり、筋肉同士が癒着してしまったりします。そうなると動きに問題が出ることがあるのです。

たとえば走るという動作を考えてみます。脚を出そうとするときに働くのは腿の前側の筋肉群です。ところが腿の前側の筋肉と後ろ側の筋肉が癒着してしまっていると、後ろ側

ロルフィングの10のステップ

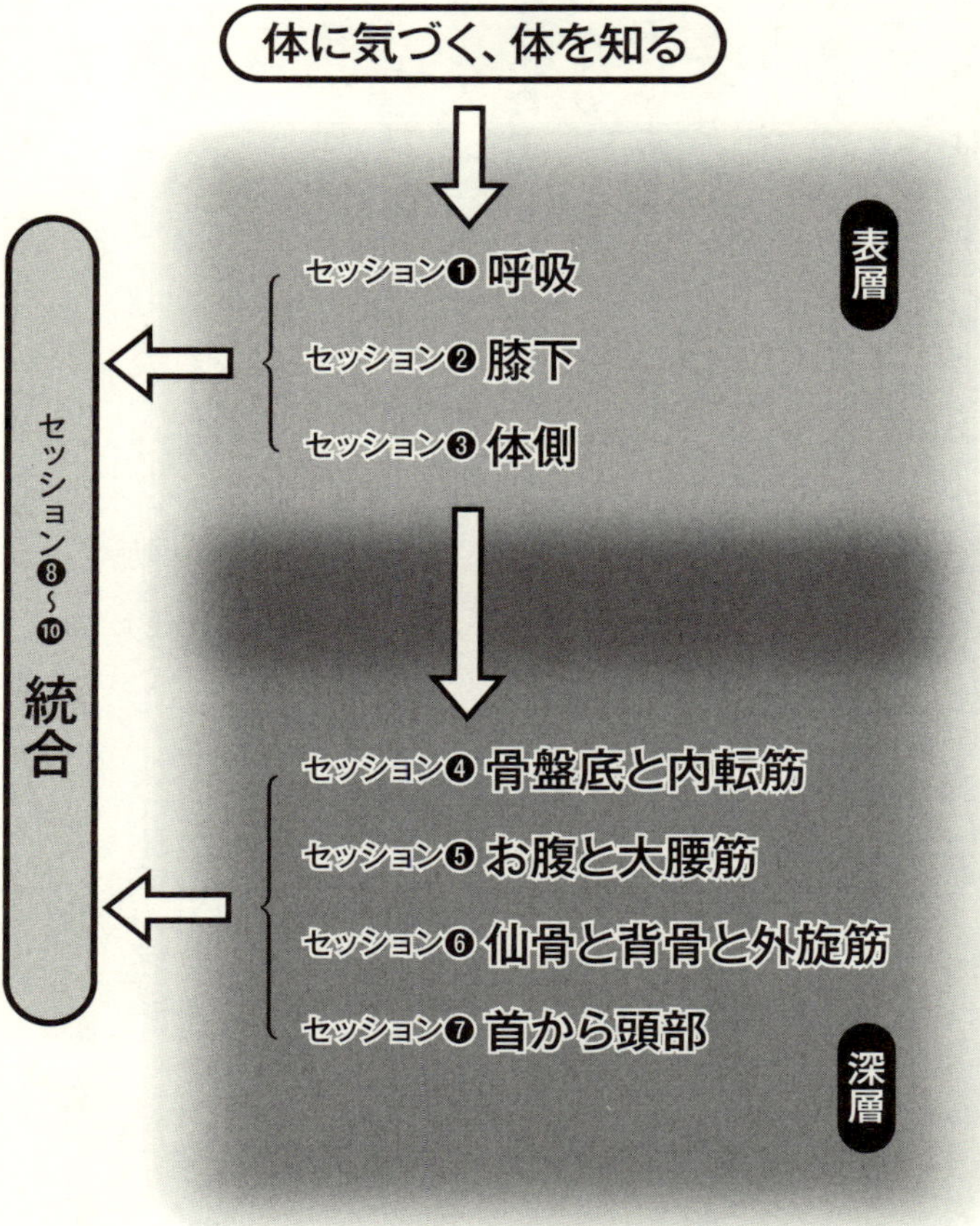

から引っ張りながら、前を出そうとする動きになってしまうのです。

これは猫背の時にお話したブレーキ（後ろの筋肉群）をかけながら、脚を前に出そう（前側の筋肉群）とするようなものです。非効率的だし、とても疲れます。

ですからロルフィングでは、最初にくっついてしまっている筋肉同士を剥がし（比ゆ的な意味でです）、ひとつひとつの筋肉を独立させるという「個別化（ディファレンシエーション）」を行います。

そして、ひとつひとつの筋肉がちゃんと独立したら、それらをまた「統合（インテグレーション）」して、一番最初のように身体をひとつのものとして感じられるようにします。

これを行うのは第八から第十のセッションです。

「統合」のセッションが終わると、ロルフィングを受ける前と同じになるのですが、そこには大きな違いがあります。

「個別化」の英語、ディファレンシエーションは「微分」とも訳されます。そして統合のインテグレーションは「積分」です。微分されたものが積分されるように、身体は見た目は同じでも違う次元の存在になります。それを作り出すのが「インテグレーション（統合）」のセッションなのです。

このセッションは、その人がどのような動きを主にするかによって内容も変わってきます。相手が歌手ならばよい声が出るように、スポーツ選手ならばパフォーマンスがあがるように調整をしていきます。

ロルフィングの施術者の腕の見せ所といってもいいでしょう。

呼吸で内臓をゆるめて心身をコントロールする

さて、前に呼吸で内臓をゆるめるということを書きましたが、そのことについてもう少し詳しくお話をしましょう。

私たちの呼吸は、呼吸筋群という呼吸に関する一連の筋肉群で行われます。その中の最大の筋肉は横隔膜という内臓の上にある筋肉です。

呼吸が浅くなると横隔膜の動きが悪くなって、内臓（肝）をつぶしてしまいます。

息を吸った時にお腹がふくらむ腹式呼吸は横隔膜を刺激します。横隔膜はふくらはぎや足と同様に第二の心臓といえるほどのポンプ作用を担う器官です。横隔膜が上下運動することで、内臓全体に溜まった血液を心臓へと送り返すポンプ作用で内臓全体の血流改善が起こり、自律神経のバランスを整えます。

横隔膜の動きは内臓にとってとても重要です。特に、肝臓と腎臓は、血液の滞留時間が長く、循環血液の40％以上がこの二つの臓器に集まっています。そのため、腹式呼吸による肝臓と腎臓への刺激は、血液の流れを促進させる効果があります。さらに、腹筋などの筋肉が刺激を受けてゆるんできます。

筋肉がゆるむメカニズムは、実はまだ解明されていないというのが正直な話です。しかし、どうもそれには、酵素の働きと神経システムの働きが関与して、呼吸が筋肉をゆるませるのではないかと考えられています。

寝不足で呼吸が浅くなっていたりすると、筋肉は緊張して、足などがつりやすくなります。そういうときに深呼吸をして酵素を補給すると、筋肉がゆるみます。これは酵素によって血流がよくなるために、筋肉がゆるむと考えられているのです。

また深くてゆったりとした呼吸は、リラックスの神経である副交感神経に働きかけます。副交感神経の働きによって筋肉がゆるんで前屈がしやすくなるように、深い呼吸は副交感神経を活性化させて、筋肉がゆるむのです。

呼吸に影響を与える筋肉は、胸や背中や、そして首などについています。ですから、首が凝っていたり、肩が凝っていたり、背中が凝っていたりすると、呼吸が浅くなってしまい、さらに筋肉の緊張が重なって、悪循環に陥ってストレスがたまり、元気がなくなってしまうのです。

次章で紹介するさまざまな呼吸法は、横隔膜を刺激し、内臓（肝）をゆるめる働きもします。ぜひ、トライしてください。

不安を受け入れたまま身体の緊張をゆるめる

さて、この章はそろそろ終わりにして、次章からは具体的な方法を紹介していきたいと思っていますが、最後にひとつの言葉を紹介します。

アメリカの神学者ラインホルド・ニーバーが唱えた『ニーバーの祈り』の一節です。

「神よ、変えられるものについて、それを変えるだけの〝勇気〟をわれらに与えたまえ。

変えることのできないものについては、それを受け入れるだけの〝静かさ〟を与えたまえ。

そして、変えることのできるものと、変えることのできないものとを、認知する〝恵〟を与えたまえ。」

何か問題に取り組むとき、まずは「世の中には変えられることと、変えられないことがある」ということを知ることが大切です。

たとえば、会社で思うような実績を上げられない、企画会議で緊張してしまって、企画を通すことができないと悩んでいるとしましょう。この場合、会社で企画を出す際に、企画会議を通すというプロセスは変えられません。そして苦手な上司が同席すると決まっていたとしたら、その上司を変えることはできません。

また身体に関していうと、不安や緊張を感じて手に汗をかいたり、震えが出る体質であれば、そうした身体の反応はコントロールが難しい問題です。

しかし、冷や汗を止めることは難しくても、深呼吸で気持ちを整えることは可能です。また、不安や緊張を抱えたままで、納得のいくパフォーマンスをすること、ダメ出しをされた時の対応を考えて準備をすることはできます。

実は私たちがもっとも苦手なのは、ニーバーの祈りの最後の「変えることのできるものと、変えることのできないものとを認知する」ことなのです。

それをしっかり分けていく。そこからすべてが始まります。

第2章

肝をゆるめる身体作法

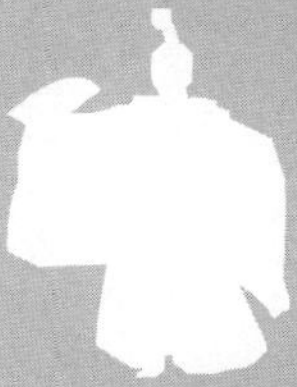

【姿勢と呼吸法の章】

乱れた「こころ」には「からだ」からアプローチするのが有効

本章は「心技体」の「からだ」について扱います。こころなのに、なぜ「からだ」から始めるのか、そのことについて最初に少しお話をしましょう。

「魚は水が見えない」といいます。魚は水中にいるために、水を認識することができないというのです。これは私たち人間が空気の存在を認識できないのに似ています。その渦中にいるときには「それ」を認識したり、コントロールしたりするのは難しいのです。

「こころ」も同じです。

揺れるこころ、乱れるこころを何とかしたいと思うときに「こころ」からアプローチするのは、実は難しい。こころを何とかしたいときには、「こころ」からちょっと離れて、まずは「からだ」からアプローチするのが効果的なのです。

これは私たちはみな無意識で知っています。

心が乱れるようなことがあると、思わず「ため息」をつきます。「ため息」というのは「溜めた息」という意味です。お腹の底の方に溜めた息をゆっくり吐くことによって、無意識にこころを落ち着かせようと思っているのです。

また、悲しいことがあると涙が出ます。これも同じです。涙は副交感神経を誘導する働きがあるといいます。悲しみや苦しみによって活発化された交感神経を、涙によって抑えているのです。

さて、以下、「こころ」に効く「からだ」のアプローチについてお話していきますが、本章はエクササイズを中心にいきます。ベースとなるのは前章でもお話した「ロルフィング」と「能」です。

読むだけでなく、ぜひ実際にやってみてください。ちなみに能では「謡十年、舞三年」といいます。謡は十年ほど稽古をすると、まあ入門程度にはなれる。舞は三年ほどで、という意味です。

なんでも一朝一夕にはいきません。気長に、しかし続けてやってください。

本章は①基本の姿勢 ②呼吸 ③動き ④顔の4部構成になっています。

なお、本章で紹介しているエクササイズの多くはすでに他の本でも紹介しているものです。その中から、主に「こころ」に効きそうなものを集めてみました。

1 基本の姿勢

最初は「立つ」、「座る」などの基本姿勢のエクササイズです。これはあとで行う「呼吸」や「動き」などの基本にもなるものです。

また、美しく立った人、美しく座っている人はそれだけで人目を引きます。逆にどんなに美しく着飾っても、また化粧をしても立ち姿の美しくない人には幻滅を感じることがあります。まずは基本の「立つ」、「座る」を極めましょう。

①「スカイフック」感覚で楽に立つ

楽で美しい立ち方とは

立つ姿勢はエクササイズだけでなく、生活の中でも基本となるものです。まずは、この姿勢を身に付けましょう。

「立」という漢字は、大地にしっかりと足をつけ、天の下に両手を広げて立っている人の姿を表したものです。「立つ」というのは、「大地」と「天」の両方をしっかりと意識した姿なのです。

いわゆる「背すじを伸ばした」立ち方は体に無理がかかります。だからといって、もちろん猫背でもなく、身体の中を一本の芯が通っているような立ち方、それが能の立ち方であり、ロルフィングではその立ち方を「スカイフック」と呼びます。

美しく、楽な立ち方のコツを世阿弥の二つの言葉から考えてみましょう。それは「たをやかさ（しなやかさ）」と「体心捨力」です。

「たをやかさ」については、「腰、膝は直に、身はたをやかなるべし」と書かれています。腰と膝は真っ直ぐに、そして体全体はたをやかにするのが、美しい立ち方のポイント。そして、この「たをやかさ」を作り出すのが「体心捨力」です。「体心」の「心」とは「芯」すなわちコアのことです。コアの深層筋を使って体幹を充実させ、「捨力」、つまり無駄な力を抜くことによって「たをやかさ」は実現できるのです。

ロルフィングも、充実した体幹と真っ直ぐな身体があれば、その中を重力がうまく通り、最も楽に立てるという考え方をします。身体の無駄な緊張を取り除き、あとは天の力に任せる。それが、頭の上にフックがあって、天から吊り下げられているという「スカイフック」という立ち方です。

この感覚を身につけると、美しく立てるだけでなく、身体も楽になり、滑らかに動くことができるようになります。

「スカイフック」を実現する立ち方

では、スカイフックの立ち方を練習しましょう。

足の幅は軽く開き、肩幅より少し狭いくらい。ちょうど股関節の幅くらいです。膝は伸びきってしまわないように、膝裏を軽くゆるめます。

まず、意識を足の裏に持っていき、足と床がどんな風に接触しているかを意識します。足裏で床をしっかりと受け入れる感覚です。そして、自分の体重が左右の足に、どう配分されているか、自分の重心がどこにあるかなどを感じながら調整をします。

次に足首やふくらはぎ、すねに意識を向け、緊張している部分がないかをチェックします。

両足や体全体を少し動かしたり、揺すったりして、足と床の関係がどう変化するかを感じてみましょう。そして、自分にとって最もバランスのよいポイントを見つけます。この

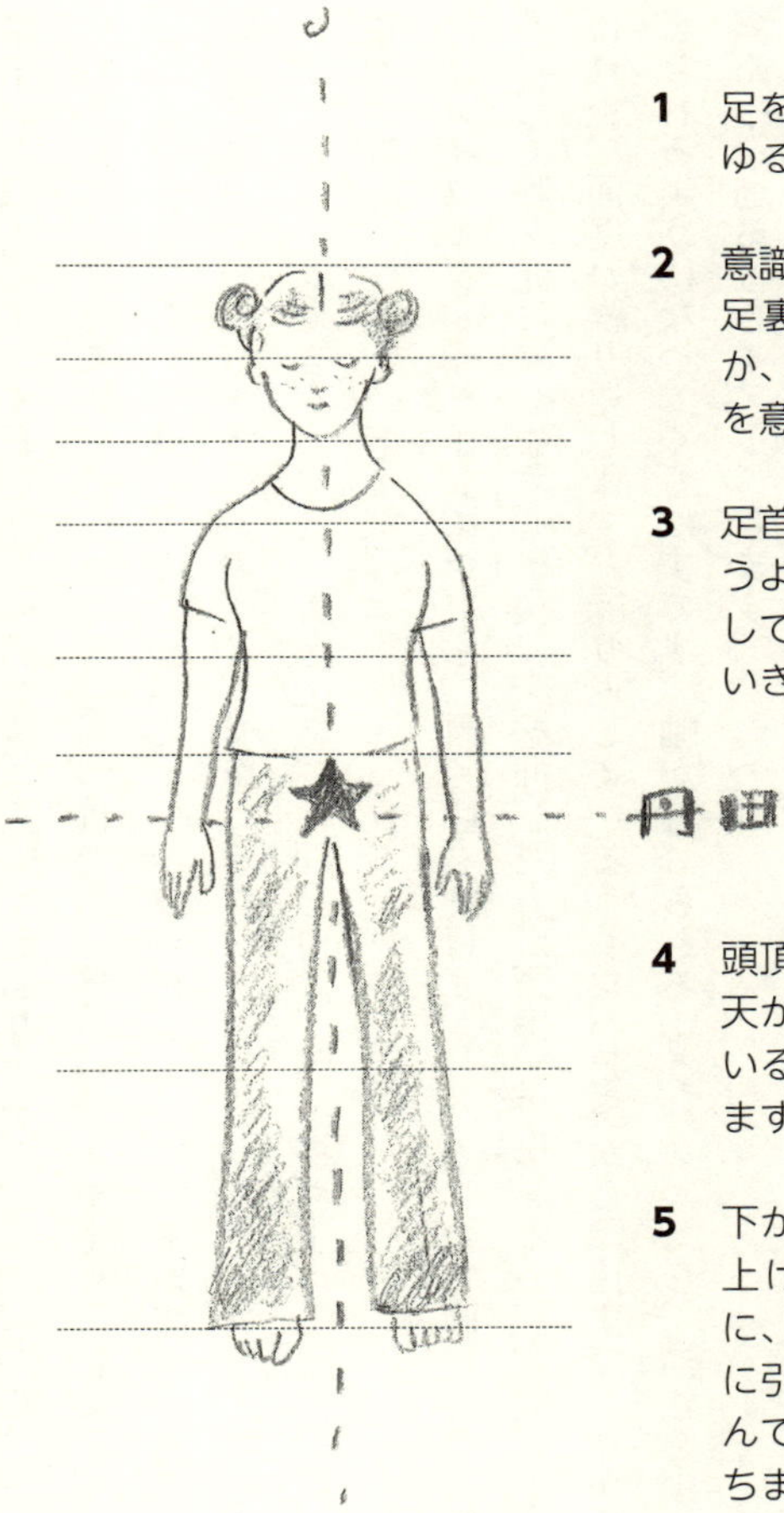

1　足を軽く開き、膝の裏をゆるめて立ちます

2　意識を足裏に置き、床と足裏がどう接しているか、重心がどこにあるかを意識します

3　足首、ふくらはぎ、というように下から順に緊張している部分をゆるめていきます

4　頭頂にフックがあり、天から吊り下げられているようにイメージします（スカイフック）

5　下からブロックが積み上げられているように、重力によって地面に引っ張られながら休んでいくイメージを持ちます

6　再びスカイフックを意識します

ポイントは人によって異なり、いわゆる「正解」はありません。

自分が「ここだな」と思うところを見つけたら、静かに動きを止めましょう。動きを止めたら、今度は頭のてっぺんにフックが付いていて、それで天から吊るされているイメージで立ちます。このイメージをロルフィングでは「スカイフック」と呼びます。うまくイメージできない場合、舌を上あごに押し付け、頭を持ち上げるイメージで上に持ち上げると、うまくいきます。

スカイフックがイメージできたら、軽く膝を曲げます。そうしたら両足裏で床を押すようにして膝を元に戻します。足裏で床を押した力が頭頂まで伝わるのを意識しましょう。これを、何度か繰り返します。繰り返しているうちに、足裏から頭頂までつながる軸を感じられるようになってくるはずです。軸が感じられるようになったら、動きを止め、体の真ん中を通る軸をイメージします。

そしてその軸の中心に「丹田」があるのをイメージしましょう。

最後に、地面から足首まで、足首から膝まで、膝から腰まで、腰から横隔膜まで、横隔膜から肩まで、肩からアゴまで、アゴから目まで、目から頭頂までを、それぞれ一つのブロックであると意識し、そのブロックを下から順に重力に引っ張られて休んでいくようにイメージします。足首までのブロックを地面の上で休め、その上に膝までのブロックが、そのさらに上に腰までのブロックが積み重なるように休んでいくイメージです。

すべてのブロックが重力によって地面から引っ張られ、下のブロックの上に休んでいるイメージができたら、再びスカイフックをイメージします。

上は天から吊り下げられ、下は地面に支えられているのを感じられれば、天地の間でゆったりと休むように、楽に立つことができます。そして、その上下の力の中心に丹田があります。

②正しく楽な正座

自然と正しい姿勢がとれる正座

「正座」とは正しい座法と書くので、日本古来の座法だと思われがちですが、実は正座が普及したのは近年のことで、武士の間で普及したのも江戸時代。一般の人には明治以降になって普及したという比較的、新しい座り方です。

しかし、正座をすると背すじが伸び、丹田も意識しやすくなるため、最近は欧米でも注目されているようです。

能でも謡を謡う際には正座が基本となります。立って謡う場合はありますが、イスに座って謡うことは（あまり）ありません。イスに座った姿勢はどうにも腹に力が入りにくい。それに対して正座は背と腹を結ぶコアが意識しやすいので、座るだけで腹が据わった感覚が得やすいのです。

身体の中心を通る軸（コア）は頭部から足の裏までを一直線に結んでいます。コアを意識するには、この頭から足までが一直線に結ばれているほうが意識しやすい。

正座は頭部が足の真上に来ますから、コアが身体の中を通るという意識が持ちやすいようです。正座をすると自然と背すじが伸びるのを感じることが多いと思いますが、正座は自然に姿勢がよくなるような座法なのです。

能や古武術などに「上虚下実」という言葉があります。

これは、下半身は充実して力が入っているが、上半身は力が抜けている状態で、理想的な身体の状態とされています。反対に、上半身にガチガチに力が入っているが、下半身はふにゃふにゃの状態を想像してみてください。

その姿勢が肉体的にも精神的にも不安定であることは想像がつくと思います。

正座をすると、上半身の重みで下半身には自然に力が入ります。力が入るといっても、いわゆる「力む」状態とは異なり、重力によって自然に力が入った状態です。その状態で

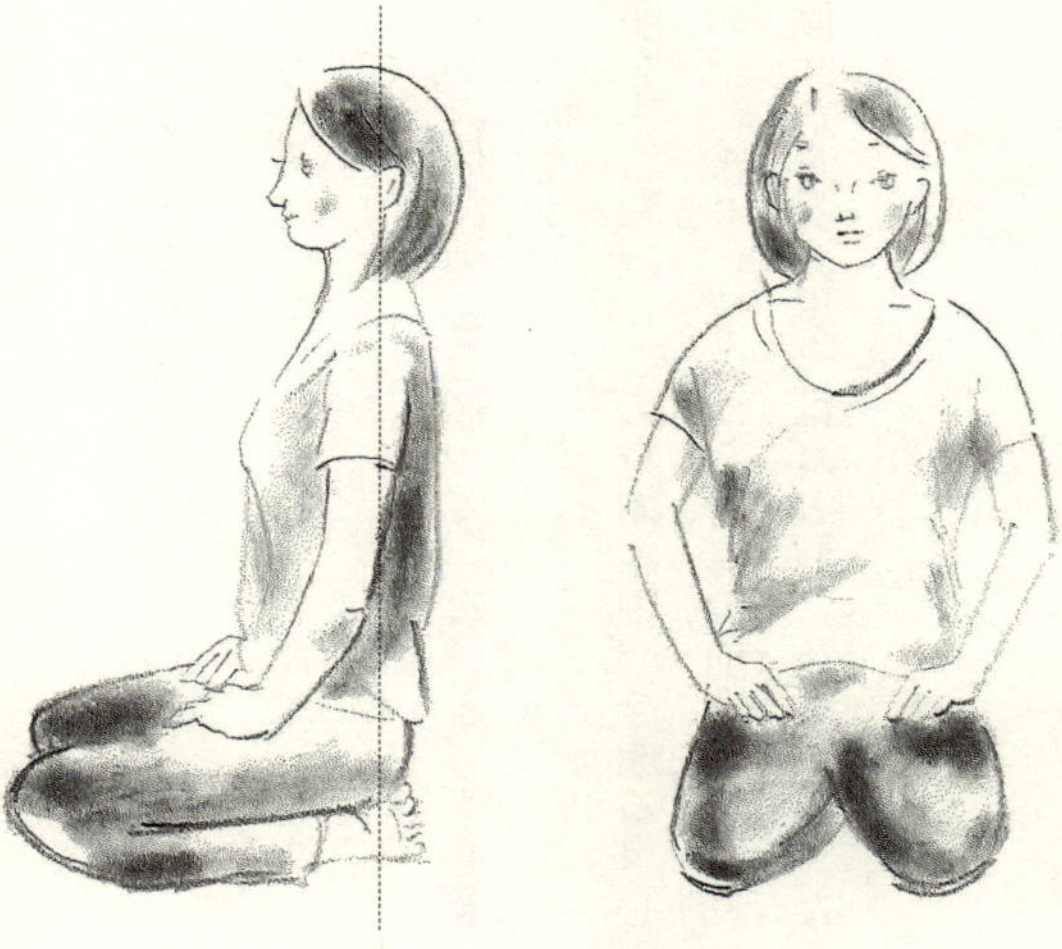

1　正座した状態で、耳と肩、頭のてっぺんを結ぶ線をイメージします

2　頭がしっかりと首の上に乗るように調整します

3　頭頂から真っ直ぐに重心線が身体の中心を貫いているようにイメージします

腹に自分の意識を持っていくと、上半身の力も自然に抜けます。この状態が上虚下実の姿勢です。

正しく楽な正座をするには

正しく、そして楽な正座をするには、一本の線が身体のコア、つまり頭頂から背骨の前を通って真っ直ぐに床に向かって落ちていることが大切です。これを重心線と呼びますが、この線が身体の中心を通っていないと、不必要な重さが脚にかかり、負担の多い姿勢になってしまいます。

正座をする際は、この身体の中心を通る重心線をイメージすることが重要。最も重い頭が首の上に乗り、そこから背骨の前を通って真っ直ぐに重心が床に落ちているイメージです。側面から見た場合は耳と肩、正面から見たら鼻と臍が一直線になっているように意識しましょう。

2 呼吸

それでは、いよいよ本章のエクササイズの中心である「呼吸のエクササイズ」をしましょう。

「能の呼吸法を教えてほしい」といわれますが、能には呼吸法なるものは存在しないことは前述の通りです。能の歌である「謡《うたい》」を謡うことが、そのまま呼吸法なのです。本当は謡を習っていただくのが一番いいのですが、なかなかそうもいかないと思うので、ここでは古代中国の思想家である『荘子』の呼吸法を中心にエクササイズを組み立てていこうとおもいます。

荘子は呼吸法として以下の三つがあること示しています。

（一）吹《すい》

（二）呴《く》

（Ⅲ）呼《こ》

（Ⅰ）の「吹」ですが、右側の「欠」は「欠伸《あくび》」という熟語があるように、口を大きく開いた人を表す漢字です。大きくアクビをすると喉が開きます。そのような開いた喉で呼吸をする、これが「吹」の呼吸で、あらゆる呼吸の基本となります。

本章のエクササイズでいえば「かかと呼吸」がそれです。

（Ⅱ）の「呴」は口をすぼめてする呼吸。この呼吸は、強制的に深い呼吸をしたいときに役立ちます。よく「緊張したら深呼吸をするといい」といいますが、しかし本当に緊張しているときは深呼吸などできたものではありません。深呼吸ができるくらいなら苦労はないわけです。そんなときに強制的に深呼吸ができる、それがこの「呴」の呼吸です。

本章のエクササイズでいえば「ストロー呼吸」です。

（Ⅲ）の「呼」の呼吸。これこそストレスを行動エネルギーに変える、信長の呼吸です。「呼《こ》」の中国音は、喉の奥から出る音です。腹の奥、喉の奥から出す呼吸、それが「呼」の呼吸です。

本章のエクササイズでいえば「新聞紙破り」です。

また、この3つの呼吸法のエクササイズに入る前に呼吸に関連する筋肉をゆるめます。それによって呼吸がよりしやすくなります。

①肩まわりをゆるめる

パソコン作業で酷使される筋肉

呼吸のエクササイズに入る前に、まずは上半身をゆるめておきましょう。上半身の筋肉が固くなったままでは、呼吸が浅くなってしまい、深い呼吸を行うことができません。

まず、最初にゆるめるのは肩まわりの筋肉です。特に重要なのが菱形筋《りょうけいきん》という肩の内部にある筋肉。この筋肉は背骨と肩甲骨をつなぎ、コアの力を腕に伝える役割を持った大切な筋肉です。

近年、パソコンを使う時間が急増し、この菱形筋が非常に酷使されるようになっています。肩凝りや背中の凝りを感じる人は、この菱形筋が固くなっていることが多いようです。菱形筋は首の下部にもつながっているので、首の凝りの原因にもなります。

しかし、この菱形筋は背中にあるため、自分でほぐすことが難しい筋肉。ここで紹介す

肩まわりをゆるめる

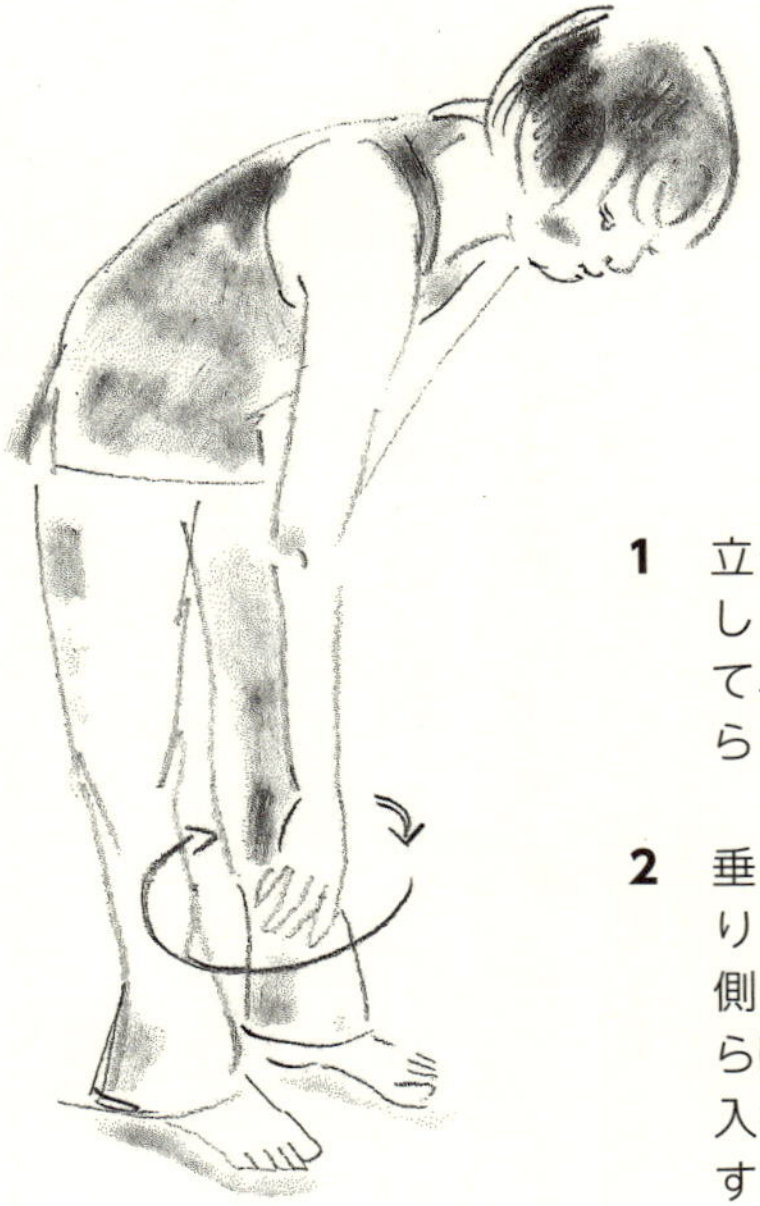

1 立った姿勢から上半身を苦しくない程度に前傾させて、片腕をダラっと下に垂らします

2 垂らしたほうの腕をゆっくりとブラブラ振ります。外側に向かって回す（右腕なら時計回り）ように、力を入れず重力に任せて振ります

3 振りながら、菱形筋がゆるんで長くなっていくのをイメージすると効果的です

4 鏡があれば、振りながら確認すると振っているほうの腕が伸びているのがわかるはずです

5 十分に伸びたら、反対側の腕も同様に行います

る「腕ブラ」と呼ばれるエクササイズで、菱形筋を中心とした肩まわりをゆるめましょう。毎日1回やれば、かなりゆるめられるはずですが何度やってもかまいません。長時間のパソコン作業やクルマの運転をした後に行うのも効果的です。

やり方は簡単。立った姿勢から軽く前屈をして片方の腕を下にダラっと伸ばします。そして、その腕を重力に任せるようにブラブラを振ってあげるだけ。この時、腕はもちろん肩まわりの筋肉には力を入れず、適当に振ることが大切です。内側から外側に向かって回し、十分にゆるんだら（鏡で確認すると、ブラブラさせたほうの腕が伸びていることがわかるはずです）逆側の腕も同様に行います。

②癒着した前側の筋肉をゆるめる

小胸筋をゆるめる

肩まわりには大きく分けて、前側の筋肉群と後側の筋肉群があります。前側の筋肉は身体を屈曲させる筋肉群、後側の筋肉は身体を伸ばす筋肉群が中心です。後側の重要な筋肉は菱形筋でしたが、前側で重要なのは小胸筋《しょうきょうきん》です。

小胸筋をゆるめる　　**大胸筋をゆるめる**

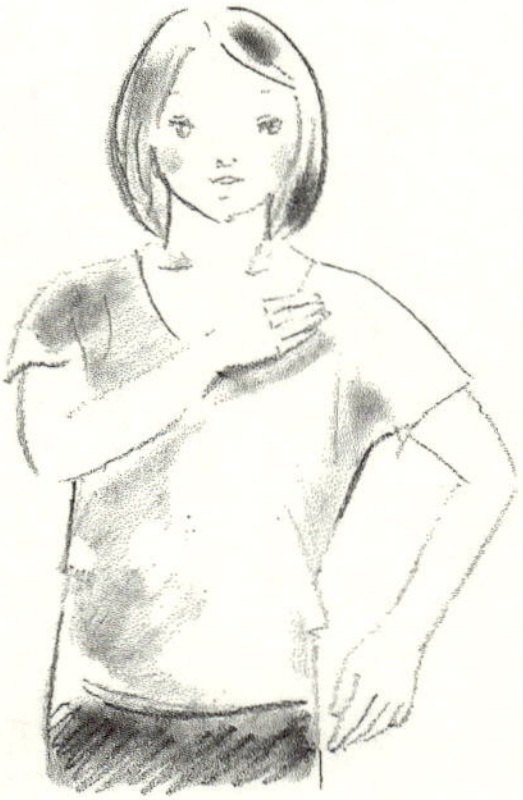

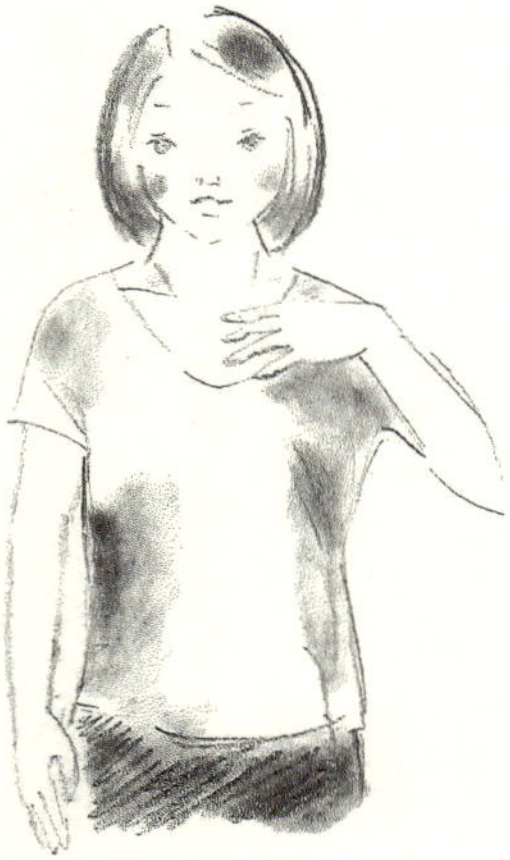

1　**大胸筋**：胸式呼吸を行いながら、肋骨の間に指を入れて大胸筋をゆるめます。胸骨や鎖骨との付着部をほぐすことでも全体をゆるめることができます

2　**小胸筋**：肩と胸の間のくぼみを指で強く押して小胸筋をゆるめます

3　小胸筋をイメージし、ゆっくり呼吸しながら肘から腕をうごかしてみましょう

小胸筋は胸にある大胸筋の下の層にある深層筋ですが、日本人にはこの筋肉が緊張している人が非常に多いのです。肩こりが酷い人で、後側の筋肉ばかりをほぐそうとしている人を見かけますが、実はこの小胸筋が固まってしまっていると、いくら肩をほぐしてもゆるまないので、小胸筋をほぐすエクササイズは有効です。

まずは、胸を覆う大きな筋肉である大胸筋からゆるめます。胸式呼吸を行いながら、呼吸に合わせるように肋骨の間に指を入れるイメージで大胸筋をほぐします。女性は胸に脂肪があるので、胸骨や鎖骨との付着部分を中心にゆるめると、全体がゆるんできます。

次に肩と胸の繋ぎ目にあるくぼみを強く押すようにして小胸筋をゆるめます。ここが固まっていると、肩甲骨が前に引っ張り出され、猫背のような姿勢になります。その場合は、じっくり時間をかけてゆるめるようにしましょう。

③腕回し呼吸

深い呼吸をつくる「腕回し呼吸」

腕を回しながら呼吸することで、やはり肩の前面の筋肉をゆるめて深い呼吸をするため

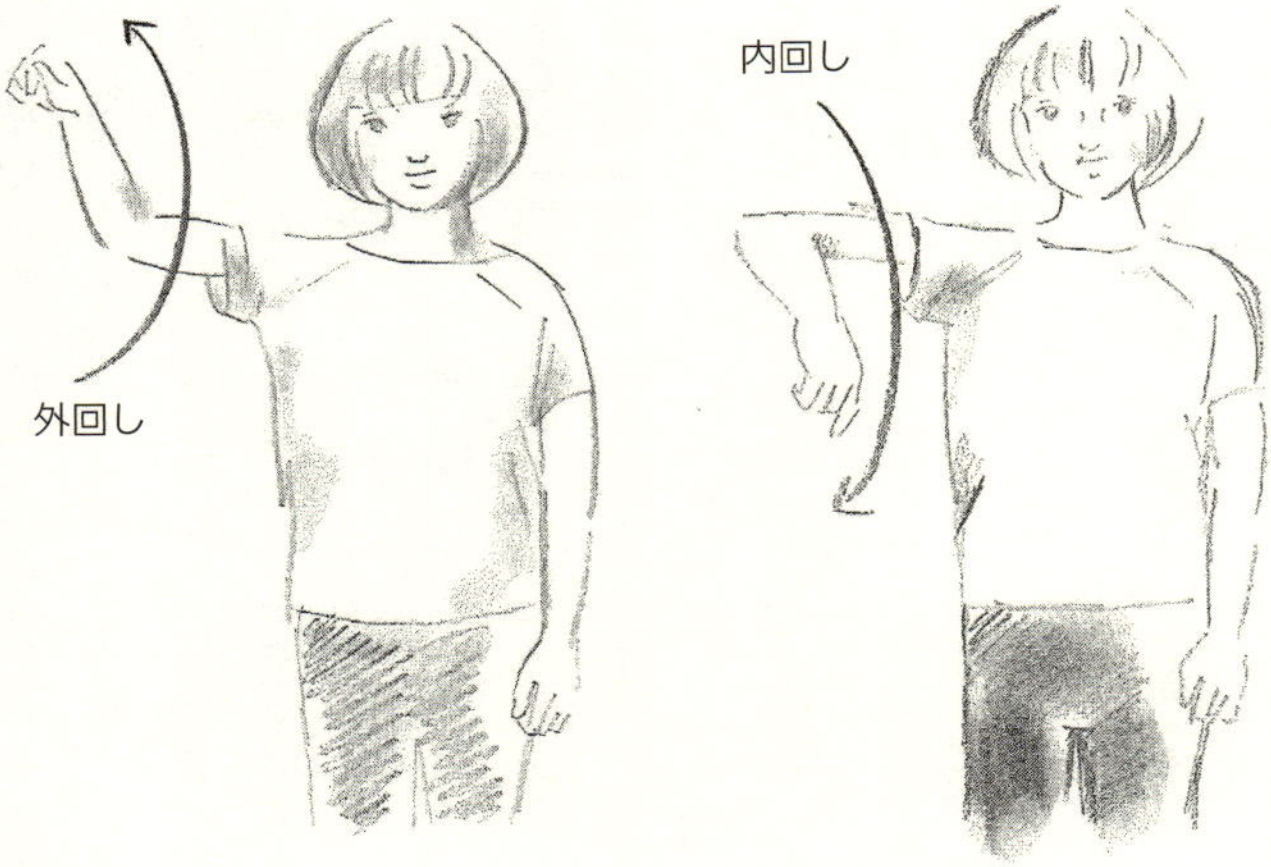

1 肩が上がらないように肘から先を外から内に向かって10回、回します

2 同様に肩が上がらないように注意しながら、逆回りで内から外に腕を15回、回しますどちらも腕の付け根で肺をマッサージしているとイメージしながら行いましょう

3 片腕が終わったらもう片方も同様に行います

4 両腕とも終わったら深呼吸をし、呼吸が深くなっていることを感じてください

のエクササイズをしましょう。

腕の付け根で肺をマッサージしているイメージで、腕を外から内側に回します。その際、肩が上がらないように気をつけましょう。肘から10回、回しましょう。

次に後ろに向かって外側に腕を回します。やはり腕の付け根が肺をマッサージしているイメージが大切です。こちらは15回行いましょう。

片側の腕で内回しと外回しを行ったら、今度は逆側の腕も同様に行います。両腕とも終わったら、深呼吸をしてみてください。エクササイズ前と比べて、格段に呼吸が深くなっているのが感じられるでしょう。

④反復律動性を生むかかと呼吸

さて、いよいよ「吹」「呴」「呼」3つの呼吸法の最初、「吹」の呼吸法です。これによって第一章でお話した反復律動性の呼吸もすることができるようになります。

『荘子』はこの呼吸を「踵《かかと》でする呼吸」といいました。

では「かかと呼吸」のエクササイズを始めましょう。

最初に基本姿勢であるスカイフックで立ち、横隔膜を意識して呼吸をします。わきの下

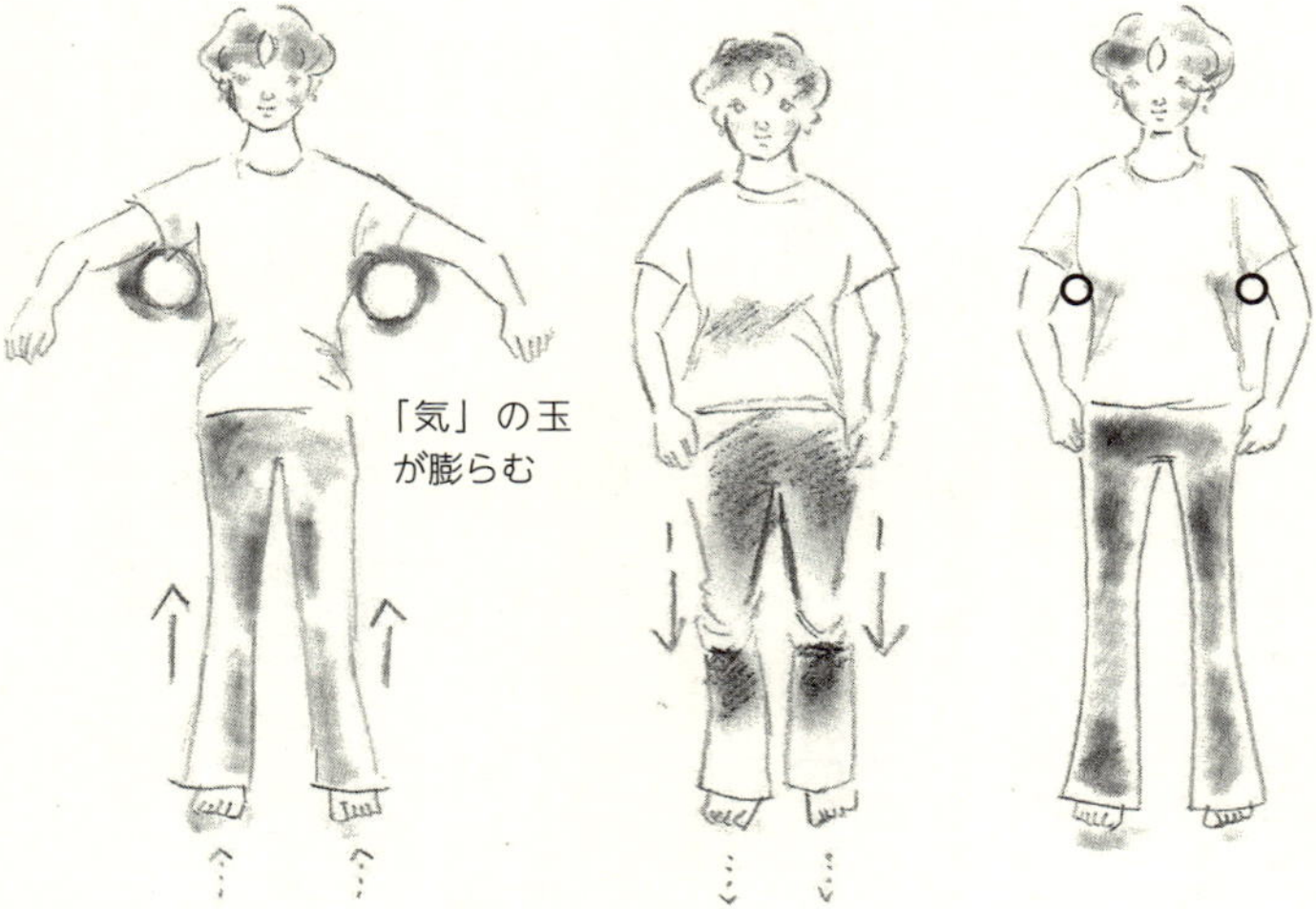

1 スカイフックで立ち、横隔膜を意識して呼吸します

2 足の裏から息を吐き、同時に軽く膝を曲げお腹をへこませます

3 足の裏から息を吸うと同時に膝を伸ばし、わきの下の「気の玉」が膨らむイメージで両手を広げます。お腹も少し膨らみます

4 慣れてきたら、身体の動きはそのままで「三呼一吸法」で呼吸をします。3回かけて息を吐き出し、自然と空気が入ってくるイメージで1回で息を吸い込みます

に「気の玉」があり、息を吐くときにはそれを小さく、息を吸い込むときには大きく膨らむようにイメージしましょう。

まず、足の裏から息を吐くイメージで深く呼吸し、同時に軽く膝を曲げます。気の玉が少し小さくなり、お腹もへこみます。息を吸う時は、足の裏から吸い込むイメージで、わきの下の気の玉が膨らみ、鳥が羽ばたく時のように両手を広げます。お腹も少し膨らませます。

これを繰り返し、慣れてきたら「三呼一吸法」で呼吸してみましょう。

息を吐く際に次のように3回かけて息を吐き出します。まず、「ハッ！」と口を大きく開けて強く息を吐きます。次に「ハ」と静かに息を吹きかけるようなつもりで吐き、最後に「ハーッ！」と体中の息をすべて吐き切るように大きく吐き出します。息を吸うときは1回で、自然に空気が入ってくるイメージです。

身体を上下させながら行いますが、動きや息の中心は常に丹田にあるとイメージします。何度か行った後、自分の足裏に意識を向けてみましょう。そのままの姿勢では歩き出せないほど、足裏が床にぴったりとくっついているのを感じるはずです。

何日かこのエクササイズを行ったら、今度は呼吸と動きを少しずつ小さくしていきましょう。最終的には自分が息をしていることすら忘れるくらい、かすかな呼吸にするのが目標です。かすかな呼吸ですが、全身をかかとまで使った非常に深い呼吸をしている。それが「かかと呼吸」です。

⑤ストロー呼吸

不安や緊張をエネルギーに変える呼吸

さて、3つの呼吸法の2つ目。「呴《く》」の呼吸です。大事な局面で緊張してしまって何とかしたい。そういうときに役に立つのがこれから紹介するストロー呼吸です。緊張すると、呼吸は浅くなりますが、それを深い呼吸に変えてくれるエクササイズです。また、普段から少しずつ練習しておけば、深い呼吸を身につけることができます。

ストローをくわえて深い呼吸を身につける

用意するのは1本のストロー。息を吐く際にそれをくわえ、口からゆっくりと吐き出します。無理に深呼吸を意識する必要はありません。

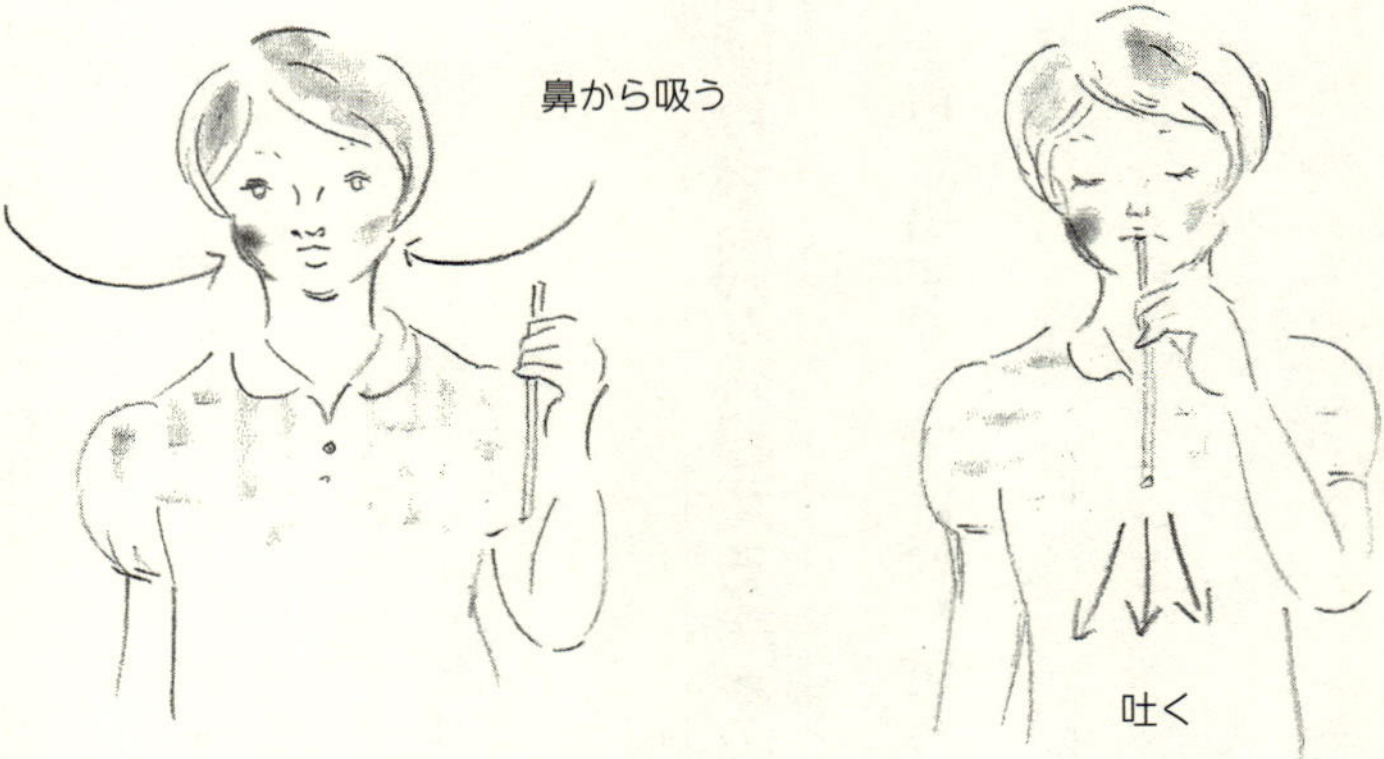

1　ストローをくわえてゆっくりと息を吐き出します。深呼吸を意識する必要はありません

2　ストローをはずして口を閉じ、鼻から息を吸い込みます

3　これを３分間繰り返します

息を吸う際にはストローを外し、鼻から吸い込みます。これを3分間繰り返し、終わったら普通に呼吸をしてみましょう。呼吸が深くなっているのが感じられるはずです。

ストロー呼吸を3日間行ったら、今度はストローを使わずに、ストローがあるとイメージしながら呼吸してみましょう。ストローをくわえているつもりで口をすぼめて息を吐き、吸う時は口を閉じて鼻から息を吸い込みます。ストロー呼吸をしているようにイメージすることが大切。慣れてくればストローを使ったのと同じくらい深く呼吸することができるようになります。

⑥新聞破りで自分を超える声を出す

大きな声を出すことで自分を超える力を発揮

さて、最後の呼吸、「呼」の呼吸、信長の呼吸です。

ハンマー投げなどの選手が、投擲の瞬間に大きな声を発しているのをテレビで見たことがある人も多いと思います。スポーツ選手は最大筋力を発揮させるために、瞬間的に大きな声を発することがあります。テニスの選手にもボールを打つ際に大きな声を発する人が多く見られます。

普段の自分を超える力を発揮させるための声は、通常とは異なって、心身の深層に届くような激烈な響きを持つ、大きな声である必要があります。そんな声を出すには、横隔膜を一瞬同時に振動させるような深い呼吸が必要になります。ですから、このエクササイズをする前には、前段までに紹介した深い呼吸を身につけるエクササイズを行っておくことをおすすめします。

深い呼吸と声で、瞬間的に鋭い集中を生み出すことで、無駄に拡散してしまう力を一点に集中させることができ、大きな力を生み出すことができるのです。ここで紹介する新聞紙破りのエクササイズは、そんな鋭く深い呼吸を練習する方法です。

激烈な呼吸で自分を超える力を出す

まず、基本の「スカイフック」の姿勢で立ち、丹田を意識します。そして「かかと呼吸」を何度か繰り返したら、新聞紙の上端を利き腕と反対の手でつかみ、顔の前に垂らし片足を引きます。身体の力を抜き、自然に構えたら、かかと呼吸で息を吐き、息を吸います。丹田に力を込め、肛門を引き締めるようにしましょう。

吸った息を一瞬お腹にためたら、「ンッ」という声を低く発します。そして「ハッ！」

1　スカイフックの姿勢で立ち、丹田に意識を置きます

2　かかと呼吸を何度か行います

3　利き腕と逆の手で新聞紙を顔の前に垂らし、身体の力を抜いて構えます

4　かかと呼吸で息を吐き、息を吸い込んだら、丹田に力を込め、肛門を引き締めます

5　吸った息を一瞬お腹にため、「ンッ」という声を出します

6　「ハッ！」という大きな声とともに一瞬で息を吐き、拳を突き出します

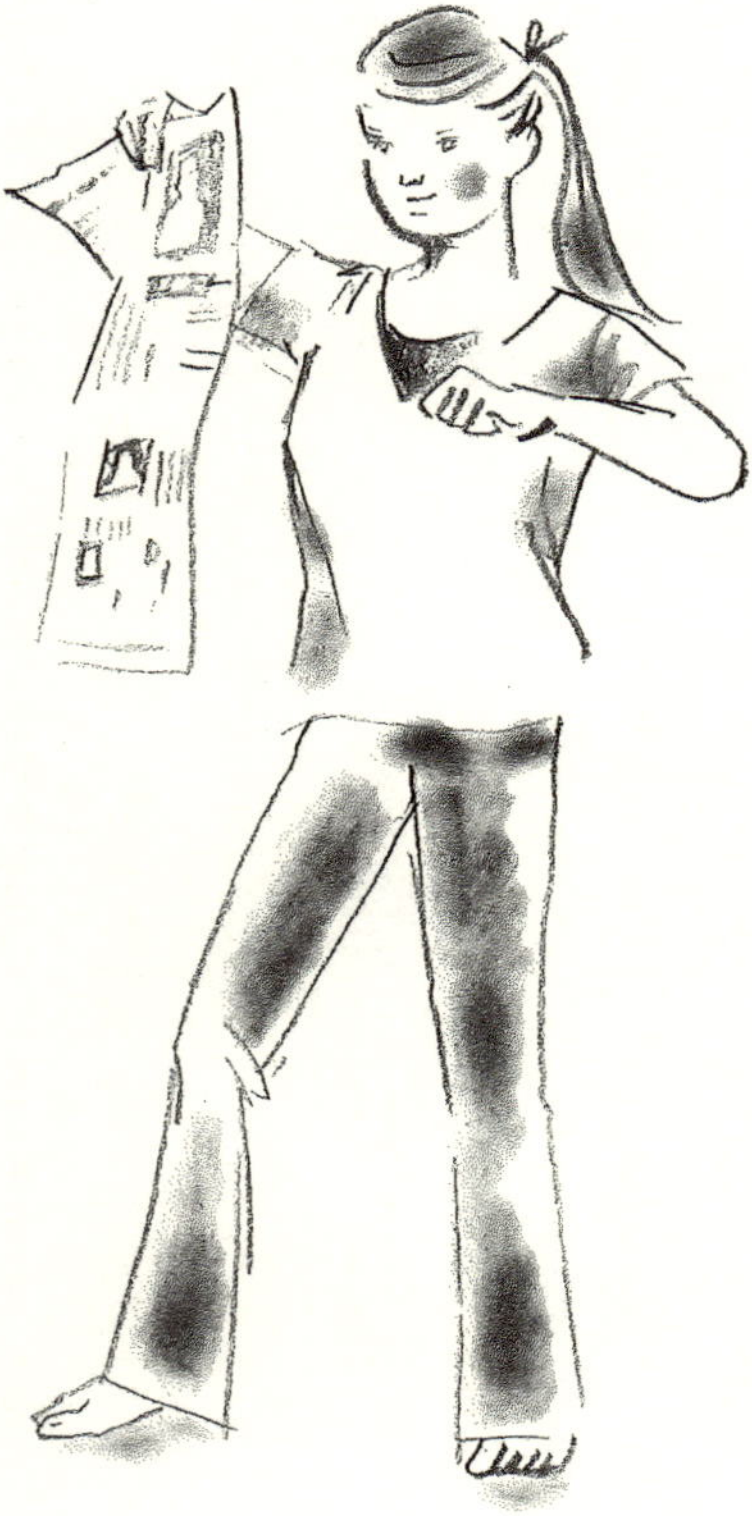

という大きな声とともに拳で新聞紙を破ります。爆発するような大きな声とともに息を吐き、身体の中の空気を一瞬で出しきるつもりで行いましょう。うまく一点に力を集中できると、新聞紙はほとんど揺れず、拳大の穴が開きます。拳が一瞬で新聞紙の向こう側に突き抜ける、そんなイメージで行うといいでしょう。

慣れてきたら、大きな声とともに息を吐き、息をスッと吸いながら拳を突き出す逆呼吸も試してみましょう。こちらのほうがうまくいくという人もいます。

3 動き

能の動きは「歩行禅」のようだといわれます。舞いながら、自然に心も落ち着いてくる、それが能の舞です。「動き」のエクササイズの最終目標は、すり足と呼吸を組み合わせた「歩行禅」ができるようになることです。

心配ごとがあるときは、普通の呼吸法でこころを落ち着けようとすると、余計にそのことが気になってしまうことがあります。そういうときは歩きながらする呼吸法「歩行禅」をするといいでしょう。

しかも、すり足はからだの中でもっとも大きな深層筋である「大腰筋」を活性化させるのに最適です。

こころにもからだにも効く「歩行禅」をぜひマスターしましょう。

①大腰筋を活性化させる「足ブラ」エクササイズ

すり足は大腰筋を活性化させる

近年、お腹の深い部分にある大腰筋という筋肉が注目を集めています。上半身と下半身をつなぐ筋肉で、様々な動きに深く関わっている非常に重要な筋肉ですが、身体の深層部にあるため鍛えるのが最も難しい筋肉でもあります。大腰筋を鍛えているつもりが、実は大腿の筋肉を鍛えていて、大腿が太くなってしまったという話もよく聞きます。

大腰筋を活性化させるのに最も効果的なのが、実は能の「すり足」なのです。大腰筋は股関節を曲げる際に働く筋肉。すり足で足を前に出す時に働きます。そして、大腰筋のような深層筋を使うには、小さくゆっくりした動きで行うのが効果的。大きく大腿を持ち上げるよりも、すり足で小さく前に出すような動きのほうが深層筋が活性化されるのです。

着物や浴衣を着て、下駄や雪駄を履くと、鼻緒を引っ掛けるように歩く必要があります。普通に足を持ち上げるような歩き方よりも、すり足で歩いたほうが歩きやすいので、鼻緒のある履物で歩くと自然とすり足になりやすいのです。

すり足での歩き方を芸術の域にまで高めたのが能です。能のすり足で歩けば、大腰筋をより活性化することができます。

最初に、ふだんは眠っている大腰筋を目覚めさせる「足ブラ」エクササイズから始めましょう。

大腰筋を使う「足ブラ」エクササイズ

大腰筋を意識し、活性化させるためのエクササイズが「足ブラ」エクササイズです。このエクササイズは、片足を宙に浮かせ、軽く振ることで大腿の付け根にある大腰筋を刺激させます。大腰筋をイメージしながら振ることで効果がより高まります。

まず、踏み台や電話帳などある程度高さのある台に片足を乗せ、もう一方の足を宙に浮かせます。その際、左右の腰の高さは水平を保つようにし、片側が高くなったり低くなったりしないように気をつけましょう。下半身に無駄な力が入らないよう、壁などに片手をついて身体を支えます。

宙に浮かせたほうの足を、股関節を支点にしてゆっくりとブラブラ振ります。大きく振ろうとか、速く振ろうとかする必要はありません。ゆっくりと小さな動きで自然に動かすようにします。

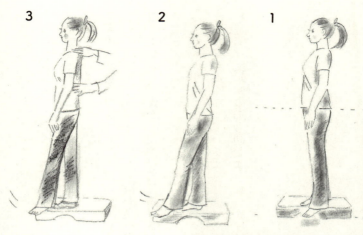

1　片側の足を踏み台などに乗せ、逆側の足を宙に浮かせます。壁などに片手をついて身体を支えましょう

2　浮かせたほうの足を、股関節を支点にしてブラブラと振ります。ゆっくりと小さな動きで十分です

3　足を振りながら大腰筋が伸ばされていくのを意識します。脚が長くなっていくイメージです

4　次に脚が背中から出ているようにイメージしながら足を振ります。脚が上に伸びるイメージで、慣れてきたらさらに上の胸の辺りから脚が出ているようにイメージします

5　数分間行ったら、踏み台から降りて歩いてみます。振っていたほうの脚がながくなったように感じられるはずです

6　もう片方の脚も同様に行います

股関節を支点に足が振れるようになったら、大腰筋を意識します。足の揺れに合わせて大腰筋が伸ばされ、長くなっていくイメージです。もし、補助する人がいるのなら、背中の大腰筋の付着部辺りに手を置いてもらい、動きに合わせて軽く押してもらうと、イメージしやすいでしょう（図3）。

大腰筋が意識できたら、今度は脚が腰から出ているようなイメージで振ります。そのイメージができたら、さらに上、横隔膜や胸の辺りから脚が出ているようなイメージで足を振りましょう。脚が上に伸びてくるイメージです。これによって、大腰筋がさらに活性化されます。

このエクササイズを数分間行ったら、踏み台から降りて歩いてみましょう。振っていたほうの脚が長くなっているように感じられるでしょう。これは、大腰筋が活性化されている証拠。反対側の脚も同じように行います。

②フットマッサージ

全体重を支える足のアーチ構造

足は実に多くの骨と筋肉で構成されています。これらの骨はアーチ状にできていて、上からの重さを外に逃がす構造になっています。このアーチ構造があるからこそ、人の全体重をあの小さな面積で支えることができるのです。

とはいえ、常に体重を支えているため、足はその重さに耐え続けることで、骨同士がガチガチに固まってしまい、柔軟性がなくなっていることがあります。そうなると、アーチ構造によるショックの吸収機能が最適に働かなくなり、疲れやすくなったり、つまずいたり転んだりしやすくなってしまいます。足の感覚が鈍くなった状態では、足の細かなコントロールが効かなくなってしまうため、すり足エクササイズを行う前には、足をほぐして感覚を取り戻しておきましょう。

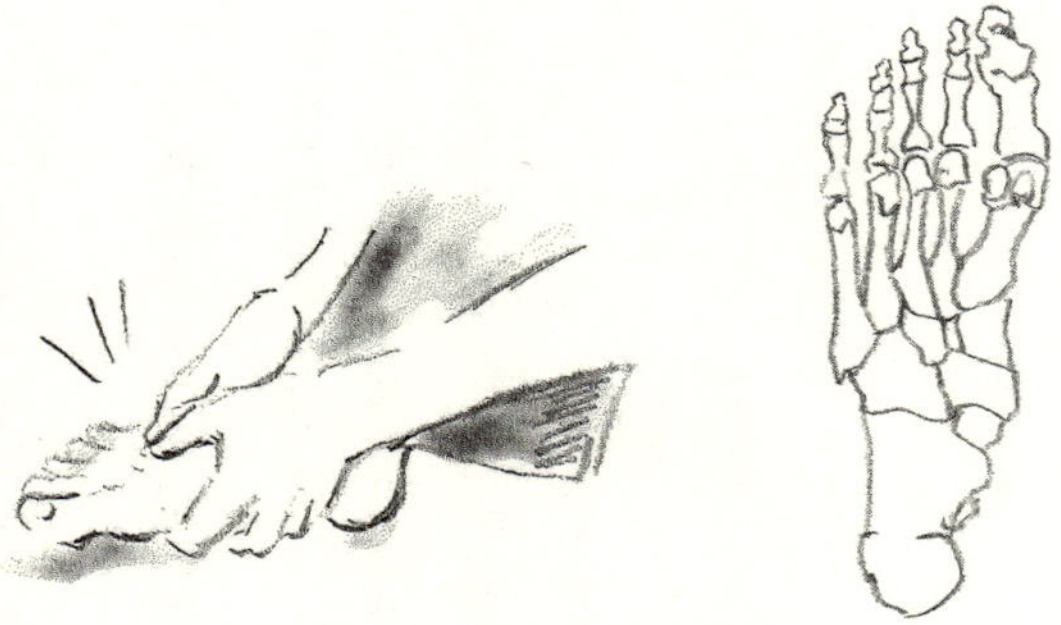

1 足の甲から、たくさんある骨を１つずつゆるめるように揉みほぐします。袋に入って固まってしまったビー玉を揉みほぐすつもりで行います

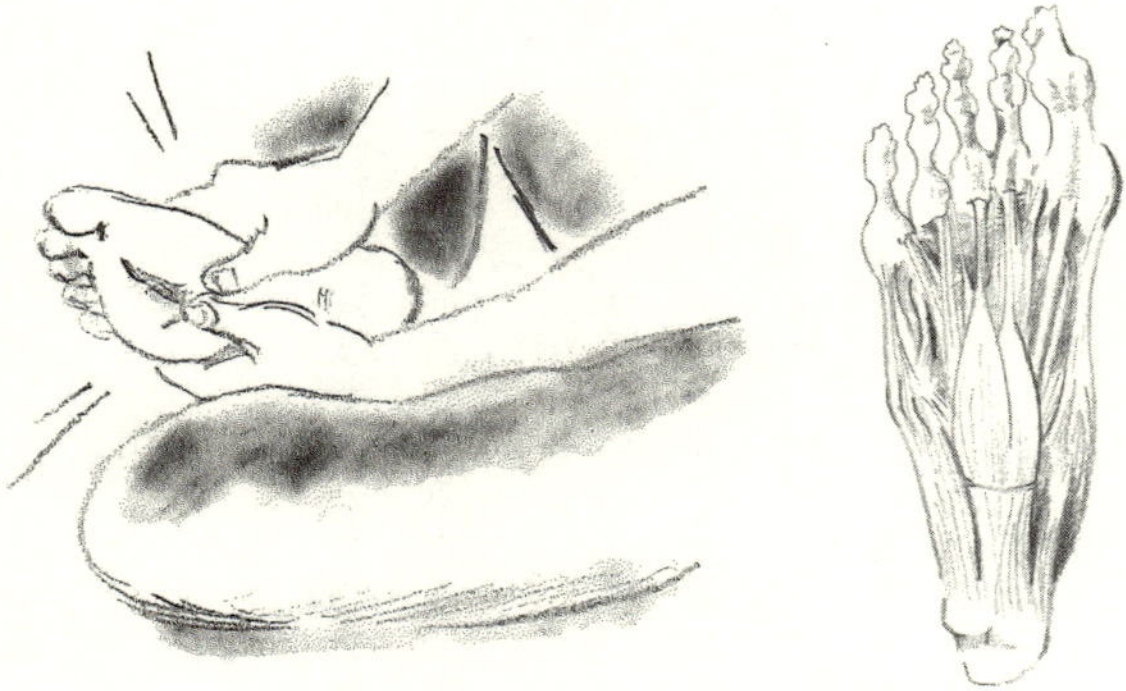

2 足裏の筋肉を１本ずつ伸ばしながらほぐすつもりでマッサージします。一夜干しのイカをゆっくり裂くようなイメージで、筋肉と筋肉を分けていきましょう

骨は甲から、筋は裏から揉みほぐす

フットケアの第一歩は、足の甲から骨を揉みほぐしていきます。ガチガチに固まってしまっている足の細い骨を分離させてあげるように揉みほぐします。袋の中に入ったビー玉や宝石などを一つずつほぐすような感覚で分離させていきましょう。お風呂の中で行うのもいいでしょう。

次に足の裏から、今度は足裏の筋肉をほぐすつもりで行います。足裏の筋肉繊維を一本ずつ伸ばすつもりで、筋肉と筋肉を分けていきます。痛みを感じない程度の力で行いましょう。

③すり足エクササイズと歩行禅

大腰筋を活性化させるすり足

さて、いよいよ「すり足」のエクササイズです。

一言ですり足といっても、すり足には様々な種類があります。相撲もすり足ですし、茶道もすり足で移動します。それらのすり足はそれぞれ異なりますが、ここで紹介するのは能のすり足です。

大腰筋を活性化させるには、その筋肉をしっかりと意識しながらゆったりと動くことが大切ですが、能のすり足は大腰筋を使ってゆっくりと歩くので、深層筋の活性化には最適なのです。

通常の歩き方では、後ろ足で地面を蹴り、その反動で足を前に降り出すので大腰筋はあまり意識されませんが、能のすり足は反動を使わずに大腰筋を使って足をコントロールしながら前に出すので、大腰筋を活性化させることができます。

内転筋を意識して大腰筋を使う

まず、スカイフックで立ち、かかと呼吸を意識して足裏が床にぴったりと着いているのを感じます。動こうと思っても、足裏が床からなかなか離れない。そんな感覚がつかめるまで、かかと呼吸を続けましょう。膝裏はゆるめて、膝を少し曲げた姿勢です。

能のすり足では左足から前に出します。身体を支える右足で床をしっかりと掴み、その足にやや重心をかけます。このとき身体が傾くほど重心を預けないようにしましょう。

ここで「足ブラ」エクササイズを思い出してください。足をブラブラ振った要領で左足

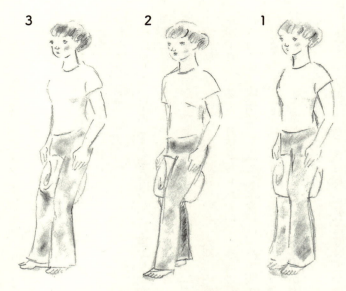

1 スカイフック感覚で立ち、かかと呼吸で足裏をぴったりと床に密着させます。股の間にタオルを挟んで内転筋を意識。膝は軽く曲がった状態です

2 大腰筋を意識して、左足のかかとをすりながら一歩前に出します。足をすることを意識するのではなく、股関節を支点にして腿が前にで出て、自然に足がすれるのが理想です

3 左足のつま先を降ろし、足裏で床を掴みながら右足を前に出します。この時も大腰筋で足を前に出すことを意識します

4 慣れてきたら呼吸もつける

を一歩前に出します。足をブラーンと放り出すようなつもりで出します。ただし、「かかと」は床につけたまま。そうすると足が一歩前に出ます。

これがちゃんとできると腿の筋肉を使わずに足を前に出すことができます。股関節と大腰筋の動きで足が前に出ているのです。

かかとがちゃんと床に着いたままになっていると、つま先がちょっと上がった状態で前に出るはずです。

前に出した左足のつま先を降ろし、足裏でしっかりと地面を掴みます。そして、右足も同様にブラーンとかかとで床をするように前に出します。その際は右側の大腰筋を意識して、股関節の動きで前に出すようにしましょう。これを繰り返します。

大腰筋を活性化する際に重要なのが、大腿の内側にある内転筋という筋肉です。ここが意識できていると、身体がブレないので、表層の筋肉だけでなく深層の大腰筋を使って歩けるのです。内転筋を意識するためには、腿の間にタオルを挟んですり足で歩くのが効果的。ここで大事なのは、タオルを落とさないように、とか、内転筋を鍛えようとは思わないことです。変に力が入ってしまうと、歩き方が固くなって逆効果です。内転筋は意識するだけで十分です。

さて、すり足が慣れてきたら、これに呼吸をつけます。

まず「ゆっくりと吐き」、そして「吸いながら」一歩をブラーンと出し、つま先を下ろしながら、また「吐き」、そして「吸いながら」ブラーンと足を出します。

これをゆっくり行います。

ゆったりした呼吸で、ゆっくり歩く「歩行禅」です。

4 顔

残念ながら、やはりきれいな人やイケメンの好感度は高いし、その意見も通りやすいということが心理学の調査などからもわかっています。

「顔だけは整形でもしなければどうにもならない」

そう思っている人も多いでしょう。しかし、そんなことはありません。テレビに出始めたころはそうでもなかった芸能人が、だんだんきれいになっていくのを見たことがあるでしょう。それを「整形だ」とやっかむ人もいますが、そうではありません。自信がついてくると、人の顔は変化をするのです。

「大人になったら、自分の顔には責任を持て」といわれます。

基本の造形は生まれつきですが、それを「どう見せる」かは自分の責任なのです。

ロルフィングでも「顔」は重要なセッションです。ここではロルフィングの顔のセッションの中から、自分で行えるものを紹介しましょう。

①首の向きを変えてみる（うなじと背中を支点にする）

首の動かし方に意識を向ける

顔や首の筋肉も緊張していることが多い部位です。顔や首は日常的に緊張している人が多いのですが、それに気づいていない人も少なくありません。首から上の筋肉は普段、どれだけ緊張しているのでしょうか。

それに気づくだけでも、大きな変化があります。

首でいうと、後側の筋肉に触ると、左右のどちらかがもう片方に比べて非常に硬くなっている人がいます。自分で首の後ろに触わってみて、どちらかがやけに硬い人は、普段から首の動かし方を間違えている可能性があります。

首というのは長いので、動作によってどの部分の筋肉を使うのかが異なります。

そのバランスが悪いと、首の筋肉にストレスが溜まって、首がうまく動かなくなってしまいます。こうした首の動きを意識的に行うだけでも、首の筋肉にかかるストレスは軽くなり、スムーズに動かせるようになります。

また鏡を見たり、写真を撮るとき、いつもどちらかの肩が上がっていたり、首がどちらかに傾いているという人は、首を左右から支えている斜角筋という深層筋のバランスが悪くなっているかもしれません。この筋肉は、首の大腰筋とも呼ばれる非常に重要な筋肉です。大腰筋は上半身と下半身を結んでいますが、斜角筋は首と肋骨を結びつけ、呼吸時に肋骨を持ち上げて呼吸を助けています。

ここでは、首を意識的に動かし、バランスを見直すエクササイズを紹介します。

2種類の支点を意識して首を動かす

首を動かす時、どこを支点にして動かしているかを意識するだけで、首の動きはずいぶん変わってきます。

首の支点には2種類あり、一つは後頭部。うなじの辺りです。首の小さな動きはここを支点に行うように意識しましょう。

もう一つは、背中です。肩甲骨の間くらいを意識します。肩甲骨や胸を動かす必要はありませんが、首の大きな動きはここが支点だとイメージすると、首を楽に動かすことができるのです。

首を動かす時、この二つの支点を意識して、元に戻す際には同じ支点で戻すように心が

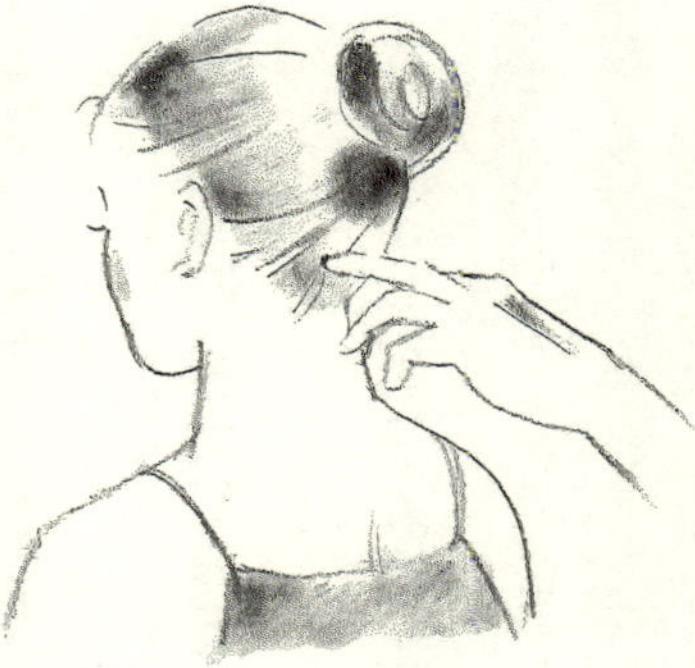

1　首を小さく動かす際は、後頭部のうなじの辺りを支点に行うようにします

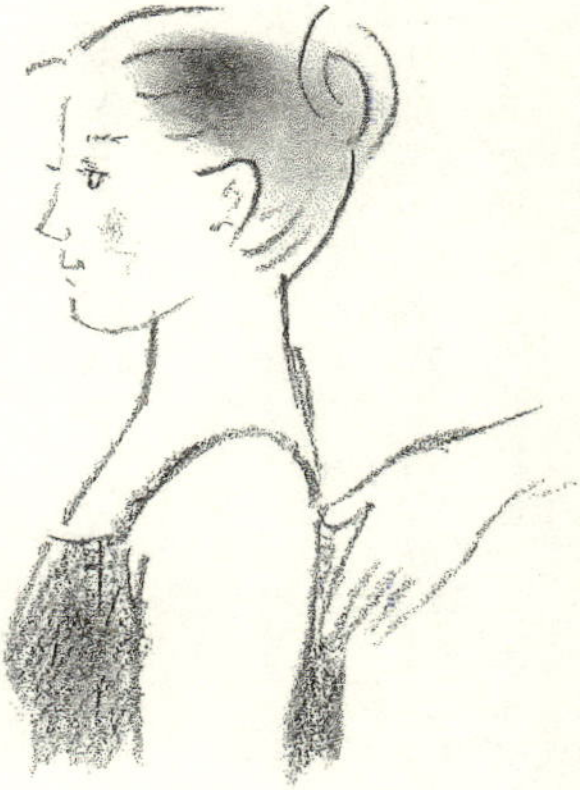

2　首を大きく動かす際は、背中の肩甲骨の中間くらいを支点にするイメージで動かすと、負担が少なくスムーズに動かすことができます

けましょう。戻す際に支点を変えてしまうと、首に凝りが残ることになります。

②首の向きを変えてみる（正面〜うしろへそらす）

首の動かしかたで表情の印象は変わる

「借金で首が回らない」という言葉がありますが、実際に首の筋肉はストレスなど心理的な影響を受けやすく、借金のようなストレスがあると本当に首がスムーズに回らなくなったり、呼吸が浅くなったりすることがあります。

また、首の動かし方は、人に与える印象にも大きな影響を与えます。能の主人公であるシテは面を付けて演じるので、基本的に表情は動きません。しかし、首をちょっと傾けるだけで、悲しい表情などを表現することができるのです。

これは、能面がわずかな光の当たり方で表情が変わるように、とても繊細に作られているからですが、人間の表情もとても繊細なものなので、首の傾け方ひとつで印象が大きく変わってしまうのです。

では、どのように首を動かせば、人に良い印象を与えるような動かし方ができるのでしょうか？

まず、前項で紹介した二つの支点を意識して動かすことが大切ですが、もう一つ重要なのはバックヘッド（後頭部）感覚を持つことです。この感覚が身につくと、自然に頭部が首の上に位置するようになり、スラッとした印象を与えられるようになります。うつむき加減の姿勢が身についている人なら、実際に身長が伸びたように見えるでしょう。

また、長時間パソコンを使っていると、どうしても顔がモニタに近づいてしまい、首が前に出てしまう姿勢になりがちです。そうすると、首や肩に負担がかかり、凝りや痛みの原因になることもあります。バックヘッド感覚を持ち、首を正しい位置に保つことは、こうした首の凝りにも有効です。

二つの支点と後頭部を意識して動かす

まず、顔を真っ直ぐ前に向けます。できれば正座がおすすめです。耳から頭のてっぺんまで線を引くように指でなぞり、その線が首の上にくるようにすると首が真っ直ぐになります。

次に意識を後頭部に持っていきます。目が後頭部に付いているような、目から入った情報が後頭部に映るようなイメージを持つとうまくいきます。

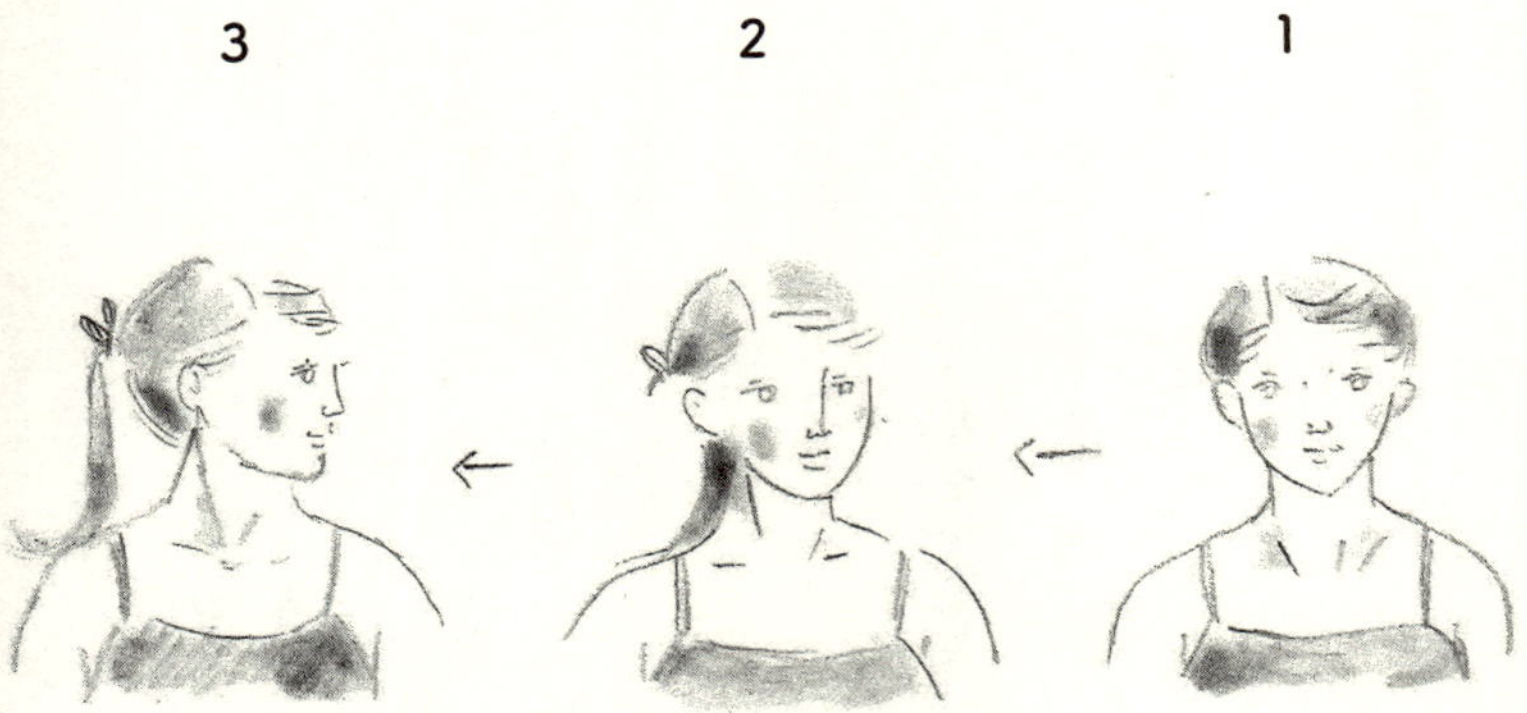

1　まず、正面を見て、二つの支点を意識します。また、後頭部に意識を持っていき、目から入った映像が後頭部に映るようなイメージを持ちます

2　うなじの支点を軸に小さく首を左右に動かします。そして、同じ支点を意識してゆっくり元に戻します

3　今度は背中の支点を意識して、首を大きく左右に動かします。この時、右を向く際は、後頭部が左を向いて結果的に顔が右を向くように、左の場合もその逆をイメージしましょう。元に戻す際は同じ支点を意識します

6　5　4

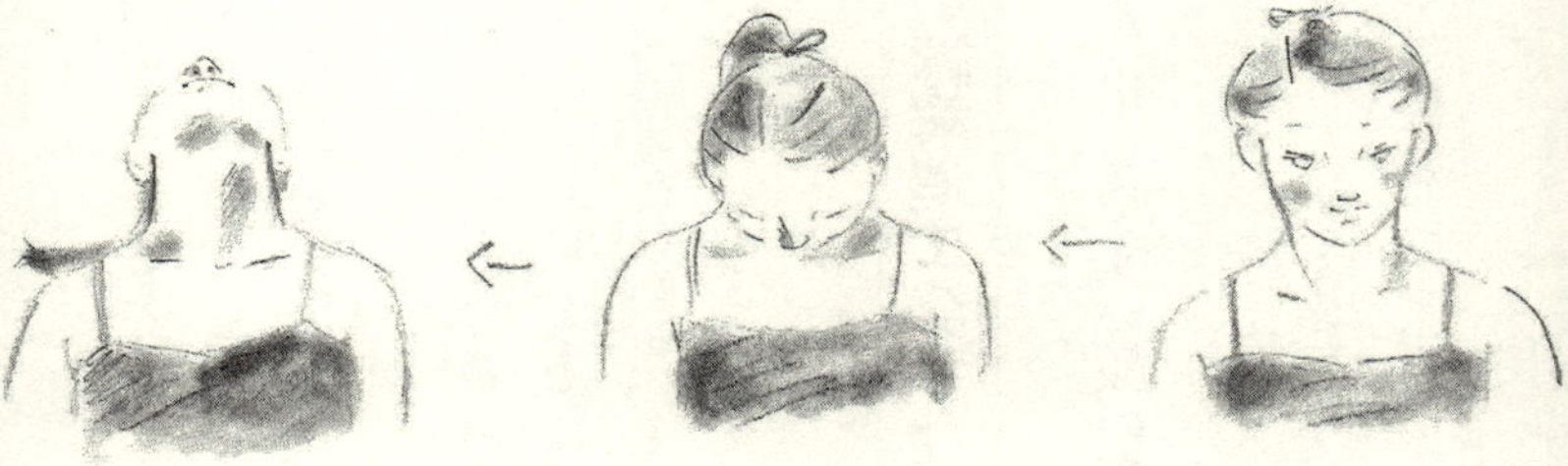

4　うなじの支点からゆっくりと下を向きます。元に戻す際も同じ支点を意識しましょう

5　背中の支点を意識して大きく下を向きます。その際、後頭部が上に向き、それにつられて顔が下に向くようなイメージを持ちましょう

6　うなじと背中の支点をそれぞれ意識して、上を向きます。小さく動かす際はうなじの支点、大きく動かす際は背中の支点を意識。その際、頭蓋骨の中で脳が後ろに移動し、その重みで後頭部が下がって顔が上に向くようにイメージします

首を左右に動かしてみましょう。小さく動かす際はうなじの辺りを支点に、大きく動かす際は背中の支点を意識してそれぞれ動かします。その際、右を向く際には顔を右に向けるのではなく、後頭部を左に向けて、結果的に顔が右に向くようなイメージで動かすようにしましょう。

首を上下に動かす際も、2種類の支点と後頭部を意識します。小さく動かす際にはうなじ辺りの支点を、大きく動かす際は背中の支点を使って動かします。また、上を向く時は頭蓋骨の中で脳が後ろに移動し、その重みで顔が上に向くように。下を向く際は後頭部が上を向くように意識するようにしましょう。

③ほうれい線解消エクササイズ

緊張が恒久化しやすい顔の筋肉

顔は人の身体の中で、もっとも人の目にさらされている部分です。人は顔を見て、その人を評価しますし、顔の表情でその人の感情や状態を判断します。つまり、顔は常に視線を浴び、評価や推測、値踏みの対象とされているのです。そんな状況では、顔にストレスがたまらないわけがありません。

また、顔の筋肉は「表情筋」と呼ばれ、ほかの部位の筋肉と異なる特徴を持っています。通常、筋肉は骨と骨にくっついており、収縮させることで骨を動かします。ところが、表情筋の中には片方は骨に付着しているけれども、もう一方の端は、ほかの筋肉や皮膚の中に入り込んでいるだけという筋肉もあります。このことによって、表情筋はほかの筋肉より大きく動くことが可能で、それによってシワを作り出し、それが表情を作り出しています。

ただ、片側が骨に付着していないことによって、表情筋には元に戻りにくく、シワになった部分が恒久化しやすいという特徴もあります。顔のある部分の筋肉が、ずっと緊張＝収縮しているような状態は、片側に骨がついていれば、そんな姿勢は長く取っていられないのですが、表情筋の場合、それができてしまうのです。

例えば、口角を下げてムスッとしたような表情を続けていると、口角下制筋という口角を下げる筋肉がずっと緊張している状態になります。そして、それを続けていると筋肉にクセがつき、緊張をゆるめたつもりでも口角が下がったままになってしまいます。

表情筋のもう一つの特徴は、ほかの筋肉にも影響を与えやすいこと。口角下制筋の緊張は頬にも伝わります。加齢などによって頬の脂肪が落ちたり、筋力が弱まると「ほうれい線」と呼ばれる線が出てきますが、これも口角下制筋が緊張していると出やすくなります。

いつも不機嫌な顔をしていたり、顔をしかめて人の悪口ばかり言っていると、ほうれい線も出やすくなってしまうのです。

ほうれい線を解消するエクササイズ

口角を上げるために、口角を持ち上げるエクササイズをしている人もいますが、ロルフィングでは、むしろ口角下制筋をゆるめることが口角を上げることに効果的だと考えます。

ですから、まずは口角下制筋をほぐしてゆるめてあげましょう。

口角の少し下辺りにある口角下制筋の付着部を指で押します。すると、下の筋肉が小さく動くのが感じられると思います。その動きに合わせてゆっくりと指でほぐすようにゆるめていきます。

次に、口角を上げる筋肉も活性化しておきましょう。口角の少し上にある口角挙筋や大頬骨筋と呼ばれる筋肉です。頬の辺りに指を置き、軽く引き上げたり、指先で叩くようにすると、これらの筋肉を活性化できます。

2　　　　　　　　1

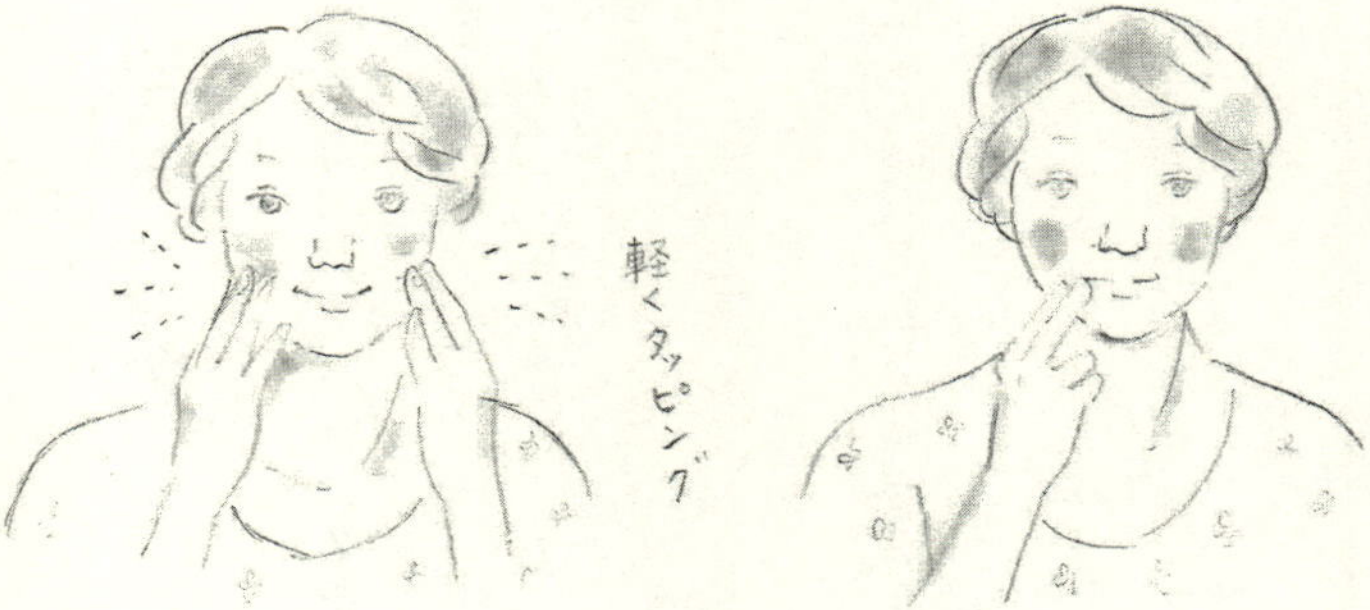

1　まずは口角を下げる口角下制筋をゆるめます。筋肉の付着部を指で押し、軽く口を開閉しながらゆるめます

2　口角を上げる筋肉は、頬の辺りに指を置き、ピアノを引くように指先で軽く叩いたり、引き上げたりすることで活性化します。口角を上げながら行うとより効果的です

④翼突筋ストレッチ

口の開き方のアンバランスを調整

口がうまく開かない、大きく口を開けて食べなければいけない時などに苦労するという人は、口を開閉する深層筋である翼突筋《よくとつきん》が緊張してしまっているかもしれません。左右で口の開き方がアンバランスという人も、両側の翼突筋をゆるめておくよいでしょう。また、なんとなく顔が緊張しているなと感じる時にも、翼突筋をゆるめると顔全体がすっきりします。

翼突筋には内側翼突筋と外側翼突筋があり、ロルフィングでは区別していますが、自分で行うエクササイズでは、そこまで分ける必要はないでしょう。このエクササイズは口の中に指を突っ込んで行いますので、爪が伸びている人はやめたほうがいいでしょう。また、介護用のゴム手袋を使うのも効果的です。

2

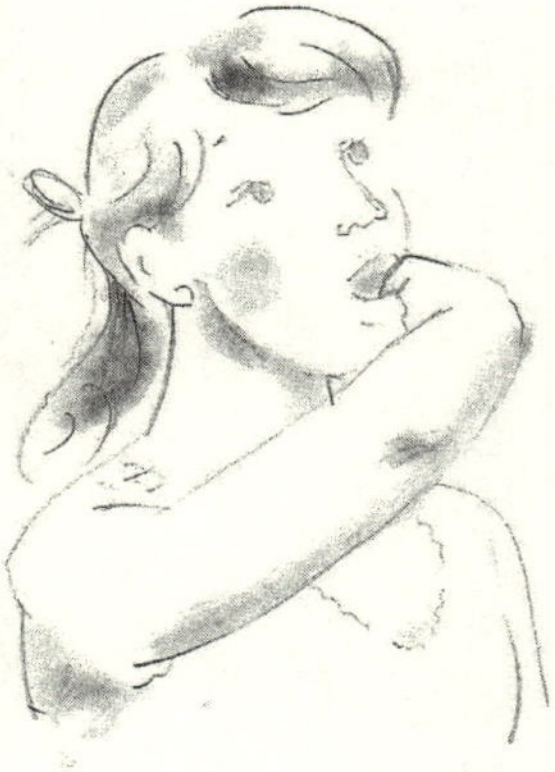

1

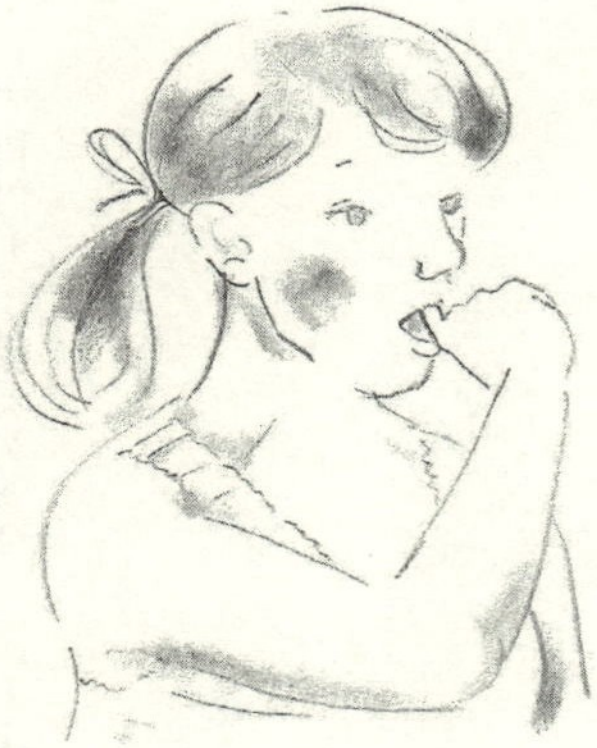

1　頬の内側に人差し指を当て、口を軽く開閉すると、柔らかい頬と奥歯の間に固い筋肉があるのがわかります。それが翼突筋。内側から指で押しながら、ゆっくり口を開閉してゆるめます

2　十分にゆるんできたら、その下側も同様にゆるめます。指をやや下に下げ、アゴを上げるようにすると、押しやすくなります。同じように口を開閉しながらゆるめます

頬の内側を指で押してゆるめる

人差し指を頬の内側に付け、軽く口を開閉します。頬の柔らかい部分の奥に、奥歯と頬の間に固い筋肉があるのに触れると思います。それが翼突筋です。内側から指で押しながら、ゆっくりと口を開閉すると筋肉がゆるんできます。人によっては時間がかかるかもしれません。

その辺りの筋肉がゆるんできたら、そのやや下にある筋肉もゆるめておきましょう。指を少し下に下げ、顔を上げるようにすると指で押すことができます。ここもやはり指で押しながら口を開閉してゆるめます。口の中を傷つけないように注意しながら行いましょう。

第3章

たくみな**意志**で
「ダメな自分」に
別れを**告げる**

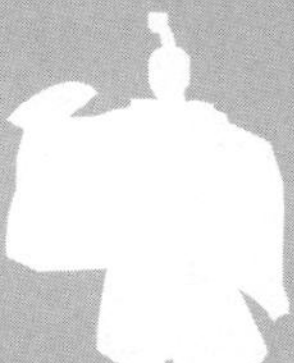

【肝をゆるめる心の章】

変わりたくない人は変えられない

前章では「からだ」へのアプローチをしましたが、本章は「こころ」へのアプローチです。

「人前でリラックスして話をするにはどうしたらいいか」

そういうことを聞かれることがあります。

本当に申し訳ないのですが、こういう質問には、よほど親しい人でない限り、基本的には答えないようにしています。

なぜならこのような質問をする人に「こうしたらどうか」と提案すると、「でも」といって、自分がそれができない理由や、それをしてもおそらくダメな理由を話してくるからです。「じゃあ、これならばどう?」と別の提案すると、それにもことごとく反論してきます。

そしてこれを何度も繰り返し、こちらがそれ以上出てこないところまで質問、反論を繰り返し、「やはり私はダメなんだ」という「できない自分」を強化して終わることが多く、なんだか自分は、その人が「やっぱり私はダメなんだ」と思うための片棒を担がされたような気持ちになってしまいます。

何かができるようになるためには、当たり前ですが自分が変わる必要があります。そして自分が変わるときには、やはりちょっとした痛みが伴うものです。「自分は変わりたくない」けど「なんとかならないかな」と思っている人や、いまの生活や状況を変えずに、このままでなんとかしたい、そう思っている人には何もお手伝いのしようがないのです。

ただ、一生懸命やっているんだけれども、なぜかうまくいかないという人がいます。それは努力の方向が間違っているからです。たとえていえば、ブレーキをかけながら、一生懸命に自転車を漕ぐようなムダな努力をしているということ。本書がお手伝いをするのはそのブレーキを外すことです。

本章では、それを「こころ」の面からアプローチします。

「こころ」へのアプローチといっても、私は「こころ」の専門家ではないので、世阿弥や孔子の考え方を中心に紹介しながら、心理療法のアイディアも交えながらお話していきたいと思っています。なお、この心理療法に関しては友人の臨床心理士からアドバイスをもらいましたが、それを自分なりにアレンジしていますので、文責は私に帰します。

「花」を求める

「なぜ、世阿弥なのか」

そう思う方も多いでしょう。「肝」がテーマなので、ここで戦国武将でも出てくるならばわかるけれども、世阿弥とはいささか心もとない。しかし、世阿弥こそ、このことを考えるときにもっとも重要な人物なのです。

それは世阿弥が求めた「花」と、いま私たちが扱っているテーマとが深い関係にあるからです。

何度も書きますが、私が興味があるのは勇気がある人や度胸がある人になることではありません。心の中はざわざわとさざ波が立っていながら、それでも人前で自分の考えを述べたり、自分の意思を通したりすることができる人。そういう人に興味があります。

そこで大切なのが、世阿弥がもっとも重視した「花」なのです。いまでも「あの人は花がある」などという風に使う「花」です。

どうも世の中には「花」のある人と、ない人とがいるようです。

ずばぬけて美人でもイケメンでもないのに、なぜか人の注目を浴びる人がいます。対照的に容姿は恵まれているのに、なぜか目立たない人もいます。そういう人は、あるいは目立ってもなぜか反感を得てしまいます。

また、同じことをいっても、その人がいうとなぜか通ってしまうという人がいます。逆に、言っていることは素晴らしいのに、なぜか相手にされない、あるいは反論したくなるという人もいます。

うまくいっている人の話し方をよく観察してみると別に話術が巧みだというわけでもないし、緻密な計算をしているわけでもない。それなのになぜか企画がどんどん通るし、営業成績だっていい。

そのような人を「花のある人」といいます。

世阿弥は、この「花」を徹底的に研究しました。

私たちは、ともすれば「花のある人」を見ると、「彼は生まれつきだから」とか「若いから」とか、あるいは「学歴があるから」とか「コネがあるから」などと思ってしまいます。なぜ、その人が「花があるか」を知ろうとせずに、思考を停止してしまいます。

世阿弥は、しかしそのような問題に対して徹底的に研究したのです。

それは、そうしなければ彼自身が生きていけなかったからです。

世阿弥は室町時代の人です。いまでこそ「能」といえば教養人のための高級な芸能というイメージがありますが、猿楽と呼ばれていた当初の「能」は卑賤の者のする芸能でした。これは能だけではありません。あらゆる芸能が卑しめられていました。

そんな賤しい出身の彼が、将軍の寵愛を得て天下第一の芸能者となった。そんな奇跡のようなことを世阿弥は成し遂げたのです。

実は、この大どんでん返しも、芸能の得意技です。

絶対に這い上がれないと思われていた最下層の者が、長い戦略を立てて、いつの間にか最上位に行く。それには「花」を手に入れるしかありません。そして、これこそ芸能者の得意技であり、現代の私たち、特に胸を張れる学歴も、七色に光るコネもない私たちが学ぶべきことなのです。

初心の本当の意味

「花」を得るためのさまざまな方法を世阿弥は書き記しましたが、本書では世阿弥の残した、もっとも重要な言葉を紹介し、それを通じて肝をゆるめる「こころ」の使い方についてお話をしていきましょう。

世阿弥の残したもっとも重要で、そして有名なことば。

それは「初心忘るべからず」です。

この「初心忘るべからず」こそ、私たちがもっとも肝に銘じておくべき言葉なのです。「なぁんだ」と思った方、ちょっと待ってください。この「初心忘るべからず」、ふだん私たちが使っている意味とは全然違う意味で世阿弥は使っています。

この言葉の実践によって、世阿弥はいつまでもしおれることのない花を手に入れたのであり、そして、それが能が六五〇年以上も続いている理由のひとつなのです。

この「続く」ということはとても大切です。

私たちも若い頃はちやほやされることがあります。が、そのちやほやでいい気になっていると40歳も半ばを過ぎると社会からはだんだん邪魔者扱いをされてきます。そして定年を迎えると、もうほとんどゴミ同様の扱われ方をします。

これは人間だけではありません。あらゆるものにはライフサイクルがあり、ピークを迎えたあとは下るしかないのです。音楽にしろファッションにしろ髪型にしろ、そして美の基準や能力の基準ですらそうです。数十年前に一世を風靡していたものの現在の姿を見れば、それは明らかです。

ところが能は六五〇年も続いているのです。

ちなみに、六五〇年続いている芸能や演劇は世界中でもまれです。ほとんどないといってもいいでしょう。たとえばギリシャ劇などは、その発生は能よりもずっと古いのですが、一度、途絶えてしまっていて、現代行われているそれはある時期に復活させたものです。能が六五〇年も続いているのは驚異的なのです。

卑賤の出であった世阿弥たちは、父・観阿弥の努力の甲斐あって将軍のおそばにはべることができるくらいにまでなりました。しかし、いくら将軍のおそばにはべることができるようになったといっても、その毎日はつねに細い刃の上を歩いているような生活です。いつ落ちるかわからない。落ちれば、次に這い上がれるという保証はない。いや、そのまま世の中から存在を末梢されるかもしれない。

まさに生死をかけた毎日です。

世阿弥も若い頃は、若さの花を誇っていたときがありました。しかし、若さの花は必ず衰えます。しかも、あるとき急激に衰える。周りの役者を見ながら、おそらくはそのことに気づいたであろう世阿弥は、いくつになっても衰えない花、「まことの花」を求めるようになりました。

そんな世阿弥が残した、もっとも大切な言葉が「初心忘るべからず」なのです。

実はこの言葉を最初に言ったのが、世阿弥なのか、あるいは世阿弥の父である観阿弥なのかはわかりません。しかし、世阿弥は観阿弥が亡くなってからも、この「初心忘るべからず」を繰り返し、繰り返し使っています。

世阿弥と、父の観阿弥は、この言葉をさまざまな意味に使っていますが、しかし現在私たちが使っているような意味、すなわち「何かを始めた頃の新鮮な気持ちを忘れてはいけない」という意味で使っているところはほとんどありません。

この文のさまざまな意味についてお話することは本書の範囲ではないので避けますが、しかし基本的な「初心」の意味については確認しておきましょう。

「初心」の「初」という文字を見てみます。

初

刀（かたな）

ネ（ころも）

この文字は「衣」に「刀」でできています。この漢字のもともとの意味は「布地にはじめて鋏を入れる」ことです。

美しく織られた布を見ると、そこに鋏を入れるのはなんとも痛々しく、躊躇されるものです。しかし着物を作るときには、それがどんなに美しい布地であってもざっくりと鋏を入れなければならなりません。

「初」が必要なのです。

これは人間も同じです。

人が次のステージに移るべきときに、いつまでも過去の実績や記憶にすがっていると、次に進むことはできない。いままでの自分をバッサリ斬り捨てる。それが「初心、忘るべからず」の基本の意味です。

実は、私たちが人前に出て緊張してしまい、言いたいことを話せない、あるいは上司から叱られると必要以上に萎縮してしまう、これはこの「初心」がうまくいっていないからなのです。

が、このことはもう少し先に話をすることにして、初心の話を続けましょう。

成功体験が成長を邪魔している

過去に栄光があればあるほど、変化が難しくなります。「初心」が難しくなります。

以前にある資格試験の勉強をしていたときに、一緒に学んでいた人から「どうしても覚えられないので、何かいい方法はないか」と相談を受けたことがあります。

彼にどんな勉強方法をしているのかを聞いてみると、「何度もテキストを読む」という方法で勉強をしているといいます。むろんただ読むのではなく、マーカーで線を引いたり、問題集を解いたりするらしいのですが、それでもなかなか覚えられないのだそうです。

じゃあ、ということで「テキストの中からキーワードを抜き出して、それをカードにしたり、キーワード一覧表にしたりして覚えたらどうか」ということを提案しました。

数週間して、その人にどうだったかと聞くと「やはり覚えならない」という。

どういう勉強方法をしているのかを尋ねたところ、やはり前と同じくマーカーで線を引きながら何度もテキストを読むという方法をしているらしいのです。

「信じられない」と思う読者の方もいらっしゃるでしょう。

よくよく聞くと、大学入試も入社試験もこの方法でうまくいったというのです。

「自分にはこれが一番合っている」

それが彼の言い分なのです。

「なら聞くなよ」とも思うのですが、しかし彼は真剣なのです。と同時に、少なくともいまの学習に関しては、いま使っている方法は「役に立ってない」ということは明白なのに、まだそれを続けています。この矛盾。

このようなことをするのは彼だけではありません。

私たちはかつてうまくいった方法があると、どうしてもそれにしがみついて新しい方法にトライするのを躊躇するものです。

過去の栄光にはすがりつきたいものです。

子どもの頃にうまくいき過ぎた人は大人になってからが大変です。若い頃に成功した人は中年になって大きな壁にぶつかります。会社でちやほやされていた人は定年で退職してから突然誰からもちやほやされなくなり戸惑ったりします。

前の方法が役に立ったという記憶が強ければ強いほど変えることは難しくなります。いつまでも以前の自分にしがみつきたがり、それを変えることが難しいのです。

なぜ人は役に立たなくなっているということは明白なのに、前の方法にしがみつきたがるのでしょうか。それにはいくつかの理由があります。

ひとつには文化的な理由があります。日本には「変わらないことはいいことだ」という価値観がかなり根強くあります。

一生ひとつのことを極めていくのがいいことだとか、「ぶれない」ことがいいことだという価値観が日本人にはあります。ラーメン屋やすし屋で「俺は頑固だから」という店主がいて、それを「格好いい」と思う、そんな風潮があります。

が、実はこれはかなり新しい価値観で、かつての日本では変化することを重視してきました。このことについてはあとでもう少しお話しましょう。

さて、いまの方法が役に立たないとわかっていながら新しい方法に移れないもうひとつには、「もし、新しいやり方でやってもダメだったら」という恐怖感があります。

新しい方法を示すと「それが絶対にうまくいくという保障があればするのですが」という人がよくいます。「絶対にうまくいく方法」なんてあるはずがありません。だってそうでしょ。同じ人だって若い頃にはうまくいっていた方法が、いまはダメなのですから。それを考えれば絶対にうまくいく方法なんてあるはずがないに決まっています。

むろん「もし、古いやり方を捨てて、新しいやり方を試してダメだったら、もう自分はダメなんじゃないか」という恐怖があることはよくわかります。

しかし、よく考えてみれば、いま使っている方法以外に無数の方法があります。新しい方法を試してダメだったら、次の方法にトライすればいいのです。

古い方法をムダにやっている時間を少しさいて、新しい方法を考えるために使ってみるだけでも全然違ってきます。

「古い方法ではダメなんじゃないか」と思っていても、たまに前の方法でうまくいってしまうことがあります。そうすると「まだ、これでもいける」と思ってしまいます。ここら辺も要注意ですね。

さて、そして最後にもうひとつ、変化するためには「痛み」が伴います。これが新しい方法を取ることができない、「初心」ができない、もっとも大きな理由なのではないでしょうか。

過ちてはすなわち改むるに憚ることなかれ

いままでの自分をバッサリ斬り捨てる。

言うのは簡単です。それができないから苦労しているわけです。

いまの習慣や人間関係、あるいは仕事を捨てる。とても大変です。そんなおおげさな話ではなく、服装や髪型、女性だったらメークだって、いまのものを捨てて新たなものに変えるなんてことはそう簡単にはできません。

世阿弥に向かって「わかった風なことというな！」と怒鳴りたくなります。また、現代でそんなことをいう人がいたら「それならお前がやってみろ」といいたくなります。

いまさらナンですが「初心」なんて誰でもできることではないのです。

本章の最初に書いた、何とかしたいけど変わりたくない人。実はこの人を責めることはできません。

「できる限り、いまの状態を維持していたい」という慣性の法則は、どうも人間にも通用するようで、「変わりたい」けれども「変わりたくない」、それが人間なのです。

しかし、それでも「初心」を世阿弥や、父、観阿弥が大切にしたことは事実ですし、そして初心こそが「花のある人」であるためにはもっとも重要なことなのです。

そこで、この「初心」をもっとしやすくするために、さまざまな知恵を借りて来ようと思うのですが、まずは孔子です。

孔子は紀元前500年くらいに活躍した古代中国の思想家です。その思想は儒教や儒学として、中国のみならずアジア中の国に大きな影響を与えています。

さて、その孔子は「初心」を忘れて、いつまでも過去にこだわっている状態を「過ち」と呼びました。

「過ちてはすなわち改むるに憚ることなかれ」

孔子の言行を記した『論語』に載る言葉です。

ちなみにこの「過ち」、現代の私たちがイメージする「あやまち」とはちょっと違います。

私たちは「あやまち」と聞くと、男女関係の「あやまち」とか、若気でしでかした「あやまち」、あるいは「あやまち」を恐れずやれ！のような「正しくないこと」や「失敗」という意味で使います。

しかし、「過」というのは、「過ぎる」とも読めるように、もともとは「過ぎる」に関連すること、そして「過剰」という熟語があるようにすなわち「通過」と「過剰」に関連する「あやまち」をいうのです。

「通過」というのは、ある社会から別の社会に異動すること、そして「過剰」とは、その異動の際に身につけてしまっている前社会の余剰の部分です。

ある社会では問題のないことが、違う社会では「過ち」になるということはよくあります。

たとえばアメリカで小学校時代を過ごした子が、中学になって日本に帰ってきた。すると彼の発言や行動が「わがまま」だとか「目立ちすぎる」といわれるようになります。これが過剰であり、過ちです。

むろん彼は悪くもなんともない。ただ状況が変わったのに、それに対応していないだけなのです。

アメリカの小学校では自分の意見をはきはきと述べることは「いいこと」でした。しかし、日本の中学では自分の意見をはきはき述べるとそれは「過ち」になってしまうのです。

アメリカにおいては問題なかったことが、日本では「過剰」＝過ちになる。

彼はアメリカから日本に戻ってくるとき、すなわちその「通過」の時点で捨てるべき過剰をそのまま持ってきてしまった。それによって周囲から「わがまま」といわれるようになってしまったのです。

これは逆の状況でも起きます。

また、マイナスの過剰というのもあります。

小さい頃から「いい子」と言われて育った人は、親や周囲の顔色を見て自分の欲求を抑えることをいいことだと思っています。しかし、それで社会に出たら、「何を考えているのかわからない」といわれたり「優柔不断」といわれたり「押しが弱すぎる」といわれたりします。これはマイナスの過剰です。

この「過ち」は会社でもよくあります。

その人あたりのよさと気配りがすぐれているので総務部に配属され、なかなかうまくやっていた人が、会社の合併などで突然、営業に回される。すると、そののんびりしたところがなんともやる気がなさそうに見えてしまう。

「もっと気合入れてやれ」などと怒鳴られたりします。

逆に営業部でバリバリやっていた人が突然総務に回されると。今度はその人の過剰なまでの頑張りがちょっとウザかったりする。いきおい人は離れていく。本人は一生懸命やっているのに、周囲の人からなぜ煙たがれるのかがまったくわからない。そういうことはよくあります。

むろん彼が悪いわけでもないし、周囲が悪いわけでもない。この「過ち」は絶対的なものではないのです。

能でブラジルに公演に行ったことがあります。

「夕方4時に来てくれ」といわれたので能楽師たちは3時45分には、ほぼ全員が集合していました。ところがブラジル人が来るのは4時15分から30分過ぎ。こういうことが何度か繰り返されたある日、ブラジル人がとうとうキレて私たちに「時間を守れ」と文句をいうのです。

彼らにとっては4時といったら、15分から30分遅れるのが礼儀だというのです。

待ち合わせ時間に、毎回15分から30分遅れてくる人がいたら、日本ではその人が「過ち」になりますが、しかしブラジルでは早く行く方が「過ち」なのです。

そのように「過ち」自体は、絶対ではありません。土地や時代によって変わる相対的なものなのです。

問題は、かつては役に立った部分を、地位や状況が変わってもそのまま持ち越してしまっていることなのです。

それを孔子は「過ち」と呼びました。

改めることに躊躇しない

そして、孔子はこの「過ち」を修正するには「改める」ことを躊躇しないことだといいます。このような「過剰」に気づいたら、それは「改めればいい」というのです。「なんだ」とがっかりしないでください。

孔子の「改める」も、私たちがふだん使う「改める」とはちょっと違います。

「改める」の「改」という字は、「己」と「攵」とからなっています。

「改」という漢字の左側は「おのれ（己）」、自分です。右側の「攵」は「ぼくにょう」という部首で、「手（又）」に鞭や棍棒を持って、何かを打つことをいう文字です。打撲の「撲」で殴ること。

そこから「改」という漢字は、「己れを打つ」という意味で、過ちを犯したら、自分を打って反省するという風にいう人もいますが、しかしそれはちょっと違います。

最古の漢字である甲骨文字の「改」を見ると次のようになっています。

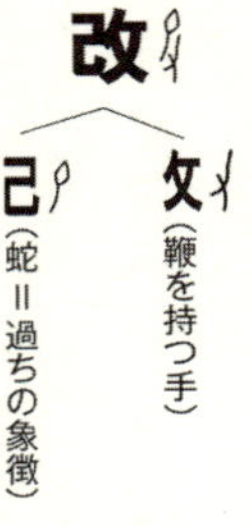

左にあるのは「己」ではなく「巳（蛇）」です。すなわち「改」の元の意味は己れを打つのではなく、蛇（巳）を打つという意味だったのです。

「蛇」というのは「過ち」の象徴です。「改め」で打つのは、自分自身ではなく、過ちの象徴なのです。

あ、余計にわかりにくくなりましたね。「過ちの象徴」って何でしょう。

それを他の言葉でいうと「自己イメージ」です。

「自己イメージ」とは、自分が「自分はこういう人間だ」と思っているものです。

この「自己イメージ」は、私たちがふつうに思っているよりも範囲は広く、たとえば「私は優しい」とか「私はウソつきだ」とか、そういうことだけではなく、たとえば私で

自己イメージ

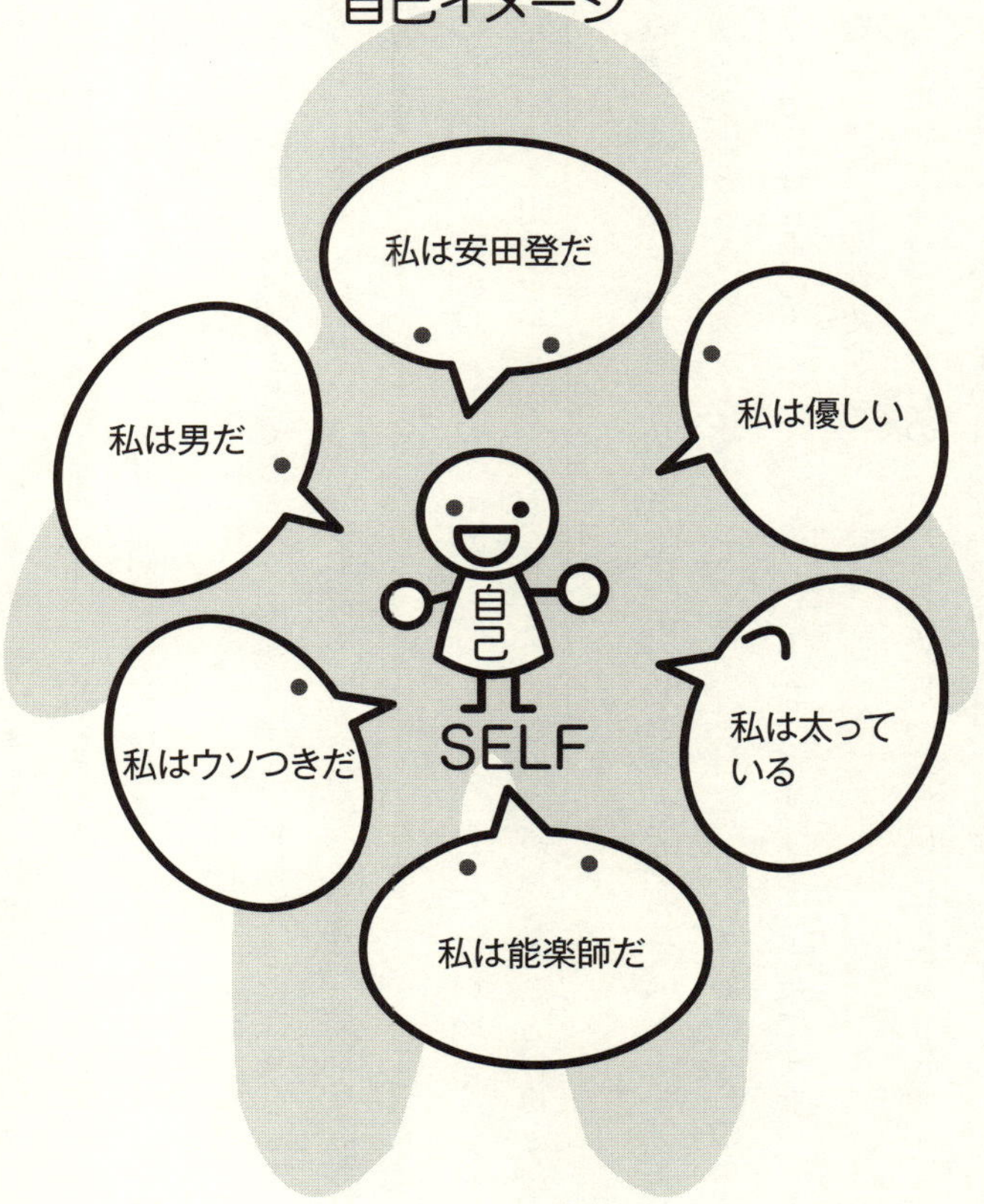

したら「私は能楽師だ」というのも自己イメージですし、「私は男だ」というのも自己イメージ、「私は安田登だ」というのも自己イメージです。前の資格試験のときの知人でいえば「何度も読めば覚えることができる」というのも自己イメージです。

そういうものがすべて剥奪されても「私」は残ります。私が大きな怪我をしてもう能ができなくなる。能楽師ではなくなる。それでも「私」は残ります。名前を剥奪されても「私」は残ります。

すべての自己イメージがはがされても残る私、それを「自己」といいます。

この「自己」こそ自分自身なのですが、おそらくこれを意識することはほとんどありません。

私たちの身体は細胞の入れ替わりや老化によって刻々と変化していきます。また、思考や感情も脳の変化とともに刻々と変化しています。「自己」というのは、このように刻々と変化する自分の存在そのものです。しかし、それを意識することはできない。そんな、あるようなないような存在です。

少なくとも身体で見れば、今日の「自己」は昨日の「自己」ではありません。いや、昨日、今日どころではなく、いまの自己は一瞬前の自己でもないのです。

ところが「自分はこういう人間だ」と思っている「自己イメージ」は、なかなか変わりません。

ちょっと自分の話をしますと、現在は体重が75kg強ありますが、若い頃は50kgを切っていました。そのころの私の自己イメージは「私はやせている」でした。

が、年齢とともにだんだん太ってきました。ところが「太る」という現象は、体重の増加の前に体形の変化から起こることが多いので、なかなか気づかない。なぜなら鏡を見るときに、自己イメージに合うように無意識で体の向きを変えて「やせている自分」が見えるようにしてしまうからです。

「ひょっとしたら自分は太っていっているのではないか」

そう気づくこともありました。それは意識していないときに人から撮られた写真です。しかし、そういう写真を見ても「いや、いや。あれはちょっと食べ過ぎたあとだから」などと言い訳をして「自分は太っている」という自己イメージを受け入れるまでには、かなりの時間がかかりました。

「自己イメージ」が変わらないことによって得られる利点は、むろんたくさんありますが、しかしそれを永く持ち続けていると「自己」と「自己イメージ」との間に、大きなギャップが生まれます。

それが大きくなればなるほど、その人は精神的に不安定になりますし、それどころか「自己イメージ」に「自己」が引きずられるということも少なくありません。

そんなときに大事なのが、自分をバッサリと切り捨てる「初心」であり、孔子の「改」なのです。

自己と自己イメージを分けて考えよう

「改」とは、自分を打つのではなく、過ちの象徴である「巳（蛇）」、すなわち自己イメージを打つのですから、本当は痛いわけがありません。

ところが、人から自分の「過ち」の部分を指摘され、それを打たれるのは、それでもやはり痛いものです。

「お前を叱っているのではない。お前の行動を叱っているのだ」といわれても痛い。「罪を憎んで人を憎まずだ」といわれてもやはり痛い。

それは「自己」と「自己イメージ」とが同一化しているからです。

自己と自己イメージの同一化はふつうのことなのですが、これが「過ち」に、すなわち過剰に同化している人がいます。

「過剰同一化（overgeneralization）」の人です。

自己と自己イメージとが「過剰同一化」をしている人は、自分に所属している（と思っている）ものや、自分が所属している（と思っている）ものにも過剰に同一化していることがよくあります。

たとえば名前の漢字を間違えられると烈火のごとくに怒る人がいます。もちろん他人の名前を正確に書かないのはいいことではありません。しかし、それをまるで自分自身が傷つけられたかのごとくに怒るのは自分の名前（自己イメージ）に対する「過剰同一化」です。

また、自分が所属する会社や組織の象徴が汚されたといって大騒ぎするのも、この「過剰同一化」です。オリンピックなどの国際競技では愛国心の名のもとにこのような「過剰同一化」が起こりますし、甲子園の高校野球やサッカーなどでもよく見ることがあります。相手の所属する組織を汚すのは確かにマナー違反です。それに対して怒るのはわかりますが、しかし理性がなくなるほど怒ることは「過剰同一化」です。

ちなみに、過剰同一化の人は「俺は頑固だから」と、変化しないことがいいという価値観も持っているのでよけいにやっかいです。

さきほどちょっとお話ししましたが、この「頑固」というのは実は日本人本来の価値観ではなく、最近（江戸、明治以降）の価値観なのです。

昔の日本人は、自己と自己イメージどころか、「わたし」という概念も希薄でした。和歌や俳句という短詩の中には「わたし」を入れることはほとんどありませんし、昔の文学を見ても欧米の文学に比べれば「わたし」はほとんど入っていないに等しい（むろん「我」なども）。

「私は何々である」という個人主義的な考え方は、おもに明治時代から日本に入ってきたものです。

たとえば、夏目漱石などはその影響を強く受けた人です。漱石は、明治の人としては数少ない留学生のひとりでした。イギリスで文学を学んだ漱石には西洋文学の影響が強く見られ、その初期の文学を読むと「自分」という語が頻出することに気づきます。主語の明確化の必要性を漱石も感じたのでしょう。

しかし、そんな漱石も小説『草枕』の中では次のように述べ、「人事」を超越することの大切さを語っています。


ことに西洋の詩になると、人事が根本になるからいわゆる詩歌の純粋なるものもこの境を解脱する事を知らぬ。どこまでも同情だとか、愛だとか、正義だとか、自由だとか、浮世の勧工場にあるものだけで用を弁じている。いくら詩的になっても地面の上を馳けてあるいて、銭の勘定を忘れるひまがない。シェレーが雲雀を聞いて嘆息したのも無理はない。
うれしい事に東洋の詩歌はそこを解脱したのがある。

「人事」すなわち人間に関することではなく、自然を語る、それが日本人の表現方法でした。「悲しい」とか「うれしい」という感情すら直接語らずに、自然や景色に自分の心を投影していきます。

そこに「頑固」などという概念が生じるはずがありません。

ちなみに「頑固」の「頑」という字は、節くれだった丸木をいいます。建材としても利用できないし、薪として使おうにも割くことができない。そのような役に立たない、始末におえない人のことを「頑」といいます。

ですから「お前は頑固だな」というときは「お前は使えないヤツだなぁ」とか「どうやっても始末におえないヤツだなぁ」という意味になります。それを自分で自分を「頑固だ」というのは「私は使えない人間です」ということを表明するという何とも不思議な言いようなのです。

自己イメージを更新するための通過儀礼

「わたし」すら希薄な日本人でしたが、それでもやはり「初心」や「改」はそう簡単にできるものではありませんでした。特に自分で行うのは大変です。ですから、かつてはそれを社会のシステムとして行っていました。

それが成人式や結婚式などの「通過儀礼」です。

人生にはさまざまなステージがあります。そのステージごとに自己イメージを更新する重要性、世阿弥はそれを「時々の初心、忘るべからず」といいました。

これを社会制度として行うのが「通過儀礼」です。

自己イメージの更新は、「初（断ち斬る）」という言葉が示すように痛みが伴います。「改」で、過ちの象徴である自己イメージを打つだけでいいんだといわれても痛いものは痛い。できればしたくない、そう思うのが人情です。

そこでそれを社会システムとしてやってしまおうというのが通過儀礼なのです。

バンジージャンプも、いまはレジャーや競技になっていますが、もともとはペンテコスト島で行われていたナゴールという成人への通過儀礼だといわれています。このほかにも虎を何匹以上仕留めたら成人と認めるだとか、鯨を捕獲できたら成人と認めるなどとかいう通過儀礼もありますし、あるいは歯を抜いたり、割礼をしたり、刺青をしたりと身体的な苦痛を伴う通過儀礼も世界各地にあります。

そのような通過儀礼は、先進国では減って来ましたが、しかし現代にも入学式、卒業式、あるいは成人式、結婚式、出産、入社式、退職などとして通過儀礼は残っています。

たとえば入社式というのは、子どもとしての自己イメージを捨て、大人としての自己イメージに書き換えるための通過儀礼です。

結婚式によって男女は夫と妻に、出産によって父と母に、やはり自己イメージは書き換えられます。

しかし、残念ながら現代は、通過儀礼の存在意義があまり理解されず、それが単なるセレモニーになってしまっているために通過儀礼が通過儀礼としての役割を果たさなくなっています。特に成人式や結婚式などはマーケティング的な要素が強く、通過儀礼としての役割はほとんどないといっていいでしょう。

そうすると身体や社会的役割は大人になっても「自己イメージ」は子どものままという人が増えてきます。

と、この文を読んで気づかれましたか。もう一度、この文を書きますね。

そうすると身体や社会的役割は大人になっても「自己イメージ」は子どものままという人が増えてきます。

この文は次のように書き換えることができます。

そうすると身体や社会的役割は大人になっても「精神」は子どものままという人が増えてきます。

そうなのです。私たちが「精神」とか「こころ」とか呼んでいるものの多くが、この「自己イメージ」なのです。

たとえば「人前に出ると緊張してしまう」とか「人前でうまく話せない」というのも自己イメージ。「自己」は緊張をしたりすることはないのです。

明るい心理療法「サイコシンセシス」

さて、「本当は自分なんてないんだ。緊張しているのは自己イメージなんだから気にしなくてもいいよ」といわれても、なかなかそうは思えません。気のせいだって何だって、人前で何かをしろといわれれば緊張するし、自分を否定されれば傷つくし、変化をするための痛みだっていやなものです。

かつては通過儀礼という社会システムが自己イメージの変革を行ってくれました。また、能などの古典芸能には「披《ひら》き」という制度があります。何年かに一度、いままでやったことのない難曲を演じるように師匠からいわれます。それは、いままでの方法で稽古していてはできないような演目なのです。その演目をするためには過去の自分を捨てる「初心」が絶対に必要です。この披きは半ば強制的に自己イメージを変革するようなシステムです。

そういう外部からの力を借りないで、自分で痛みを引き受けるのは大変です。そこでその変革をもう少しでも楽にするために、そして孔子の「改める」を理解しやすくするために「サイコシンセシス」という心理療法を紹介しましょう。

サイコシンセシスは、20世紀初頭、イタリアの精神科医であるロベルト・アサジオーリが創始した心理療法のひとつです。日本ではあまり有名ではありませんが、フロイトやユングのようなドイツ流の精神分析とは対照的な、イタリア生まれの明るい心理療法で私は大好きです。サイコシンセシスの詳しいことはアサジオーリの著作や『サイコシンセシスとは何か　自己実現とつながりの心理学』（平松園枝）などの入門書をお読みいただくことにして、とても簡単に説明すると、自分の中にあるさまざまな心的要素（サイコ）を「統合する（シンセンス）」心理療法なのです。

サイコシンセシスを日本語でいえば「心の統合」になります。普段はバラバラな心を統合する、そのことを目的にしています。

このサイコシンセシスは、1章で紹介したロルフィングというボディワークにとても近い考え方をします。アサジオーリの弟子であるピエロ・フェルッチは、サイコシンセンスとともにロルフィングを受けることをすすめています。

第1章でもお話ししましたがロルフィングでも「統合」は大切です。

ロルフィングの流れをもう一度、確認しておきましょう（詳しくは1章参照）。

ふだん、私たちは自分の身体の各部分を意識することはあまりありません。ましてや、ひとつひとつの筋肉を意識することはありません。たとえば歩くという動作、走るという運動、ボールを投げるという動作、それらをするときにひとつひとつの筋肉を意識することはない。

普段はそれでまったく問題はないのですが、あまりに長い間、同じ姿勢を続けていたり、あるいはクセのある体で動き続けていると筋肉が固まったり、筋肉同士が癒着してしまったりします。そうなると動きに問題が出ることがあるのです。

ですからロルフィングでは、最初にくっついてしまっている筋肉同士を剥がし（比ゆ的な意味でです）、ひとつひとつの筋肉を独立させるという「個別化（ディファレンシエーション）」を行います。

そして、ひとつひとつの筋肉がちゃんと独立したら、それらをまた「統合（インテグレーション）」して、一番最初のように身体をひとつのものとして感じられるようにします。

そのような流れで行うのがロルフィングというボディワークです。

サイコシンセシスも、この考え方に似ている部分があります。ロルフィングは身体ですが、サイコシンセシスは「こころ」をこの考え方を使ってアプローチをします。

私たちは、ふだんは自分自身を「ひとつ」の人格だと思っています。ところが身体にさまざまな筋肉があるように、私たちの心の中にも「さまざまな私たち」がいます。

私たちは、たとえば会社にいる「私」と、家族の中にいる「私」、友人といるときの「私」、ひとりのときの「私」では、同じ私でもまったく別人かと思うほど違う私を使い分けています。

　お母さんが子どもを大声で叱っているときに、電話がかかってくる。その電話に出た途端に、お母さんは急によそゆきの声になり、上品な話し方になったりします。外ではバリバリ仕事をしているお父さんが、家ではぐうたらしていることがあります。あるいは仕事ではとても親切で明るい接客業の人が、ふだんの生活では無口だったりもします。

　それを見たりすると「この人、二重人格じゃないのか」と思ってしまいますが、しかしそれが当たり前。どこにいても、誰に対しても同じという人の方が変なのです。

　状況によって違う、さまざまな「私」を「サブ・パーソナリティ」とアサジオーリは呼びました。いままでの用語でいえば、それが「自己イメージ」です。「自己イメージ」は、いくつもあるのです。

　たとえば「自分はアガリ性」だという自己イメージを持っている人がいるとします。しかし、その人は家族の前ではアガらなかったりします。「自分はどこにいても緊張する」という人も、動物と一緒のときや、ひとりでゲームをしているときには緊張しないという人も多い。

　ふだんは人に対して強いことをいえない人がネット上でやけに人に対して強気の発言をすることもあります。これもふだんの生活とは違うサブ・パーソナリティがネット上で発動しているのです。

変化を妨害する「生き残りサブ・パーソナリティ」

サブ・パーソナリティはいくつもあるのが当たり前、それと同じようにさまざまな自己イメージを本当は私たちはもっています。

ただ、ここで問題になるのが前述した「過剰同一化（overgeneralization）」です。たくさんあるサブ・パーソナリティのひとつに過剰に同一化してしまい、それこそが「自分」だと思ってしまうことです。

たとえば学校の先生は、学校を離れてもいろいろな人に生徒に対するような話し方をしてしまうことがあります。そんな話し方をされたら奥さんや子どもはたまったものではありません。また、会社で偉い地位にいた人は退職をしても、まだ自分がその地位にあるようにふるまい周囲の人から煙たがられます。

そして、もっとも大きな問題を引き起こすのは「生き残り」のサブ・パーソナリティ、あるいは「忠実な兵士」と呼ばれるサブ・パーソナリティと同一化しているときです。

かつては有効であったが、いまではもはや機能を果たしていないサブ・パーソナリティが忠実に働き続けていることがよくあります。それを『花開く自己』の著者であるM・Y・ブラウンは「生き残り」のサブ・パーソナリティと呼びました。

ブラウンはこれを戦後何十年か経ってから太平洋の孤島で発見された日本の兵士にたとえています。彼は戦争が終わったということに気づかず、それでも上官から出された命令にずっと従っていたのです。そのような「忠実な兵士」としてのサブ・パーソナリティを私たちはもっています。

ブラウンは、子どものころに獲得したサブ・パーソナリティ群がそれだといいます。そのうちいくつかは、状況においてはいまでも有効です。しかし、それらの多くはいまでは無効であるし、それどころかそれによって成就しようとした結果をかえって妨げることがあるというのです。

たとえば、子どものころに周囲の好意を得るために、かわいらしく、はしゃいだ「かわい子ちゃん」サブ・パーソナリティを発達させたとします。むろん、そのときには「かわいい子」として好意を得ることに成功していたのですが、しかし成人してもそのサブ・パーソナリティに従って行動し続けているとしたら、好意を得るどころか「幼稚な人」だとか「変な人」だと思われてしまいます。

親のいうことをきく「いい子」として育てられた人もそうです。

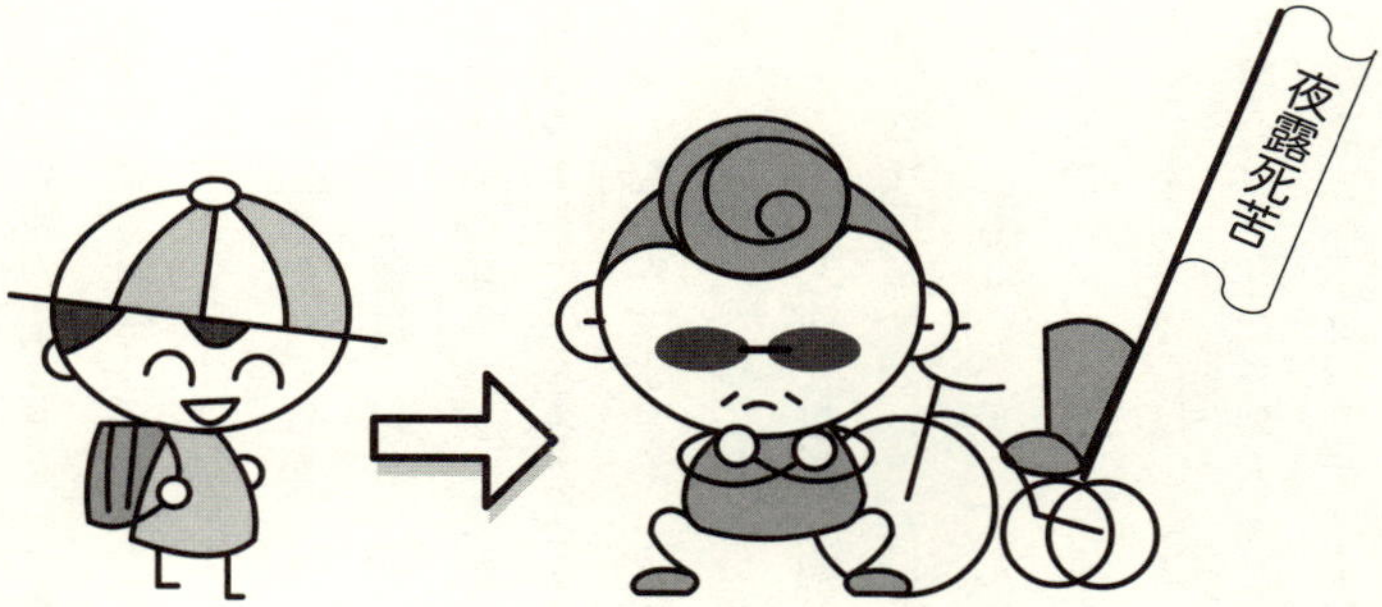

思春期には親に反抗したり、不良のような服装、行動をすることがあるが、これは「生き残り」サブ・パーソナリティを捨てるために大切なプロセス

幼い子どもにとって親の愛情を得るということは最重要課題です。ですから、親が「いい子」であることを期待すれば、その子は「いい子」として育ちます。

多くの子は、小学校の高学年あたりから、そこから脱しようとして両親とぶつかったり、教師に反抗したりします。そうしなければ子どもは社会で生きていけないからです。特に思春期には、かなり激しい衝突があり、ときには親不孝だとか不良などといわれたりします。しかし、それによって子どもの頃に獲得した「いい子」サブ・パーソナリティから自由になるのです。

しかし、親の力が強すぎたり、あるいは子どもたち同士の社会よりも家庭の方が居心地がいい場合には、いつまで経ってもそこから抜け出せないということが起きます。

進路も親の望む通り、就職も親の望む通り、そして結婚も親の望む通り。そういう「いい子」は、社会生活を営む上でさまざまな問題を引き起こします。

結婚生活や会社での生活、自分の子どもとの関係でも問題を起こしやすい。

社会生活だけではありません。

一番の問題は、自分が何をしたいのか、それがわからなくなることです。

子どもの頃からずっと親の望む通りに生きてきたのですから、大人になっても誰か他人の望むように生きることがいいことだという価値観を捨てることができません。「自分が何をしたいか」よりも「人が何を望んでいるか」が重要になり、仕事においても「指示待ち」の人間になってしまいます。

そうすると独立した人間として社会で生きていくことは難しい。また、こういう人は、自分では意識していないのですが、人から軽く扱われやすくなります。なめられる。なんといっても「いい子」なんですから。そうすると周囲からの指摘や注意をイジメと感じ、また親の元に戻ってしまうという悪循環に陥ります。

むろん、親孝行はいいことです。ただ、それが「生き残り」のサブ・パーソナリティーの場合は、私たちの人生を台なしにする可能性があるのです。

サブ・パーソナリティーには有効な「価値」ある面と、いままでは無効な「破壊的」な面とがあり、この両者の違いを知ることが肝要なのです。

どんなときに「生き残りサブ・パーソナリティ」は発動するのか

私たちの人生を台なしにしてしまう「生き残り」のサブ・パーソナリティには、いくつかの特徴があると『花開く自己』のブラウンはいいます。

私たちの日常は、さまざまなサブ・パーソナリティが、さまざまな出現の仕方をしています。「生き残り」のサブ・パーソナリティの特徴を知っておくと、いま出ているのが有効なサブ・パーソナリティなのか、あるいは破壊的なサブ・パーソナリティなのかを知るためのヒントになります。

「生き残りサブ・パーソナリティ」の基本的な特徴は、食べることや眠ること、あるいは人から認められることや仲間をほしがることという「基本的欲求」に敏感なことです。子ども時代のサブ・パーソナリティですから「基本的欲求」に敏感なのです。

子どもの頃は、食べること、安楽に眠ること、人（親）から認められることなどがもっと大切な事項です。ですから、「生き残りサブ・パーソナリティ」が発動するときには、こういうことを必要以上に大事にします。

「そのようなことを求めるのは人間として当たり前じゃないか」

そういう人もいるでしょう。

むろん、当たり前です。問題は、そういうことをあらゆることに優先することであり、それによってその人がすべきこと、あるはしたいことができなくなってしまうことなのです。

たとえば「食べること」は、金銭問題にこだわることとして現れます。しかも、ただこだわるのではなく、そのサブ・パーソナリティは心配そうな声で自分に囁きます。

本当はアーティストとして生きていきたい、そう思っている。しかし「そんなので食べていけるのか」という心配そうな声が響くのです。しかも、問題はこう囁くのはサブ・パーソナリティだけではないことです。現実生活の親や大人などもそう囁きます。それによって、サブ・パーソナリティの声は増幅されます。

が、よく考えてみれば「食べていく」くらいのことならば、何をやってもなんとかなります。そんなことを心配することで、死ぬときに「ああ、やはりアーティストとして生きていけばよかった」と後悔しても遅いのです。

自分がいま「生き残りサブ・パーソナリティ」と同一化しているかどうかをチェックするには、以下のような特徴が現れているかどうかをチェックするといいと『花開く自己』のブラウンはいいます。そして、もしその特徴が出ていることに気づいたら、一度立ち止まってみるといいでしょう。

サブ・パーソナリティの発動──恐れ

恐怖という感情は、私たちが生きていく上では大切な感情です。しかし、それが生存とは関係ない恐怖の場合は「生き残りサブ・パーソナリティ」の発動であることがほとんどです。よく考えれば、そんなに怖くはないのに恐怖を感じている、そのようなことがよくあります。

子どもは弱い存在なので恐怖に対して敏感です。叱られれば萎縮しますし、怒鳴られたり、叩かれたりすればよけいにそうなります。しかし、大人社会において肉体的な暴力を振るわれる可能性はかなり低い。仮にあっても、そこから逃げだすことは子ども時代に比べれば簡単です。しかし「生き残りサブ・パーソナリティ」に縛られているときには、逃げ出すこともできず、怒声にびくびくしてしまうのです。

上海の街は車のクラクションが鳴り響いています。しかし、運転している中国の人は全然、気にしていない。「後ろからクラクションを鳴らされて気にならないのですか」と尋ねたら、「あれは後ろのヤツが怒って鳴らしているのだから、その気分の悪さを自分が引き受ける必要はない」とのこと。「なるほど」と納得しました。そして、その人も前に邪魔な車がいると気にせずクラクションを鳴らします。

私たちは、他人から怒鳴られると恐怖を感じます。しかし、怒鳴るという行為は相手の問題であって、こちらが何もビクビクすることはないのです。そう考えると、この世から恐れはかなり減ります。そんなつもりで、わざと怒鳴られる練習をすると楽しいです。

実際に生存の危機がないときの「恐れ」は、多くが「生き残りサブ・パーソナリティ」の発動なのです。

サブ・パーソナリティの発動——必要以上の用心深さ

用心深いということは決して悪いことではありません。しかし、それも度が過ぎると日常生活に支障をきたすこともあります。

いつまでも家を出ることができないという人がいます。家を出るとすぐに電気を消してきたかどうかが気になってまた家に戻ってしまう。電気が消えていることを確認して家を出ると、今度はガスの元栓を閉めたかどうかが気になって戻ってしまう。ガスの元栓を確認するると、今度は鍵をかけたかどうかが気になる。

こんな風にして結局は家を出ることができなくなるという人がいます。

しかし、私たちはこのような人を笑うことはできません。何かをしようとすると「これは大丈夫だろうか」、「あれは大丈夫だろうか」と心配ばかりして結局一歩も足を踏み出せない。こういうことはよくあります。

親は子どもが怪我をしないように、失敗をしないようにと「用心深く」あることを教えます。それが深く身につきすぎていると、このようなサブ・パーソナリティが優位になってしまうのです。

これも「生き残りサブ・パーソナリティ」の発動です。

サブ・パーソナリティの発動――間違っている努力を延々と繰り返す

前述した、それが効果がないということがわかっているのに同じ勉強方法を延々とくりかえす人のように、有効でないということはなんとなくわかっていながら、同じ努力を延々と繰り返す人がいます。これも「生き残りサブ・パーソナリティ」の発動です。

スーフィー（イスラム神秘主義）の物語に、鍵を探す男の話があります。

夜、ひとりの男が電灯の下で一生懸命に探しものをしていました。通りがかった人が

「何を探しているのか」と聞いたら、「鍵を探している」といいます。それは大変だ、とその人も探すのを手伝います。こんな風にして通りかかった人がみんなで鍵を探すのですが、見つからない。

「本当にこの電灯の下で落としたのか」

「いや、本当は部屋の中にあるんだが、暗くて見つけられないから明るいここを探しているんだ」

そんな話です。冗談だろうと思うでしょう。しかし、このようなことを私たちはよくしています。よく考えれば、その方法が有効ではないことはよくわかっている。それなのに同じことを繰り返してしまうのです。

子どもは自分で考えて何かをすることが難しい。ですから、親や先生からさまざまなことを教わります。文字を覚えるのも算数の足し算、引き算をするのもそうです。「漢字を百回書け」といわれれば書きます。それでも覚えられなければ「お前は頭が悪いんだ」と言われたりします。

このようなことをして私たちは「生き残りサブ・パーソナリティ」を発達させ、そしてそれを強化しているのです。

サブ・パーソナリティの発動――変化を嫌う

変化を嫌うという感情こそ、「初心」や「改める」の対極にある感情です。

よく「子どもは柔軟だ」といいますが、子どもを育てた経験のある方は子どもは決して柔軟ではなく、あるい意味、非常にかたくなであることを知っていると思います。一度、ほしいと思ったものは、それが手に入るまでは泣いてまでしてほしがる。一度いやだと思ったものは絶対にやらない。一度、車酔いをすると、それからはずっと車酔いをする。

また、見知らぬ人に出会ったときに人見知りをする。なかなかその人と打ち解けない。そのくせ、一度打ち解けると、その人がいなくなるとやけに悲しむ。

子どもこそ変化を嫌い、慣性の法則にしたがっています。

ですから、自分が変化を嫌っているなと感じたら、それは子ども時代の「生き残りサブ・パーソナリティ」の発動の可能性、大です。特にそろそろ変わった方がいいことはわかっていながら、変わることがこわい、あるいはイヤだと思ったとき、それは「生き残りサブ・パーソナリティ」の発動なのです。

サブ・パーソナリティの発動――危険を冒すことを避ける

何か新しいことをするときにはリスクは付き物です。しかし、このリスクを非常に嫌う人がいることは、いままでいろいろ書いてきました。

子どもの身を守るために、親は必要以上に危険を強調します。

「そんなことをすると、こんな危険なことが起きてしまう」

子ども時代だけではありません。親は子どもに対していくつになってもそれをいいます。

「いい学校に入って、いい就職をしなければ将来、幸せになれないよ」

「そんな人と結婚して大丈夫なの」

「親のいうことに間違いはないんだから、そんなことはやめなさい」

大人になっても親は危険を強調します。それはある意味、仕方のないことです。なぜなら親にとって自分の子どもはいつまで経っても「子ども（チャイルド）」なのですから。

問題は、大人になっても、それを「子ども」のように聞いてしまうことです。そして、それが「心の声」として、何かをしようとするときに鳴り響くことです。

大人になったら、自分で選択をするようにしましょう。危険を冒すことを避ける、これも「生き残りサブ・パーソナリティ」の発動です。

サブ・パーソナリティの発動——習慣を通して反応しがちになっている

「それムリ」

そういう若者が増えたといいます。

これは過去の習慣を絶対だと思う「生き残りサブ・パーソナリティ」です。

中学生や高校生ならともかく、会社に入って何かを頼まれても、このようにいう人が多いそうです。このような自動反応をされると、思わずムカッとくる大人も多いでしょう。

しかし、実はここでムカッとくるのも「それムリ」という若者と同じく「自動反応」なのです。そして、これも「生き残りサブ・パーソナリティ」の発動です。

なぜか虫の好かない人、なぜか行きたくない場所、なぜか気分が悪くなる音楽。理由を聞かれれば答えることはできるけれども、よく考えれば、その理由は希薄、というときは「生き残りサブ・パーソナリティ」が発動しています。

脱同一化で自由を手に入れる

「生き残り」サブ・パーソナリティとの過剰同一化こそが孔子の「過ち」ならば、それから自由になることができれば、孔子のいう「改める」や世阿弥の「初心」も可能になります。

過剰同一化しているものから自由になることを、サイコシンセシスでは「脱同一化」といいます。「同一化」しているものから「脱」するので「脱同一化」です。ロルフィングでいうディファレンシエーションです。

実はこの脱同一化こそ、肝をゆるめることなのです。

サイコシンセシスの創始者であるR.アサジオーリは次のようにいいます。

「私たちは自己同一化しているすべてのものに支配される」

私たちは何かに同一化しているとき、それがかりに有益なサブ・パーソナリティであっても、それと同一化していることに無自覚であれば、それに支配されてしまうとアサジオーリはいいます。すなわち心身ともに緊張状態にあり、何かに縛られているのです。前項でお話した「生き残りサブ・パーソナリティ」が発動しているときの諸特徴があらわれた状態です。

そこから自由になって、はじめて「肝」もゆるみ、そして孔子の「改める」も世阿弥の

「初心」も可能になるのです。

とはいえ、私たちはほとんどの場合、何かと同一化しています。何とも同一化せずに生きている人などというのは、一部の聖人を除いて本当にまれです。

ちょっと大雑把な分類なのですが、私たちはその成長の過程で「身体」、「感情」、「知性」のどれかの側面が優位になっていることが多く、自分のパーソナリティをこれらの側面のうちのどれかと同一化しています。

運動選手やダンサーの多くは「身体」に同一化しており、研究者の多くは「知性」と同一化しています。それ自体は悪いことではないのですが、その同一化があまりに激しい（過剰同一化）と、ほかの面をないがしろにしたり、無視したりすることがあります。

たとえば「知性」が優位になりすぎている場合は、身体が欲していることに気づかなくなり、「休みたい」とか「もっと自然を感じたい」などという身体の発するメッセージに耳を傾けず、身体を論理的、機械的に扱おうとします。

また、「感情」に過剰同一化している人は、自分の感情を大切にしすぎるために、感情によって身体を病気にしてしまったり、あるいは感情によって自分の命を絶ってしまったりすることもあります。

また、「身体」に過剰同一化している人は、感情や知性を発達させることを軽視し、その身体が衰え、身体能力が弱まったときに自分の存在意義すらもなくなったと思ってしまうことがあります。

　そこでアサジオーリは脱同一化をすることを勧めるのですが、その方法を本で伝えるのは難しいので、それをちゃんと心理療法としてやってみたい方は、ぜひサイコシンセシスのカウンセリングをしている臨床心理士を訪ねていただくことにして、ここでは別の方法を紹介します。

別の何かと同一化するという方法

『花開く自己』のブラウンは、脱同一化のひとつの方法として、別の何かと同一化するという方法を勧めています。

　孔子の「改める」は、自分の「過ち（「生き残りサブ・パーソナリティ」）」と脱同一化したあとに、それを打つということをしますが、別の何かと同一化すると、いままで同一化していた「生き残りサブ・パーソナリティ」は、かさぶたのように自然に剥がれ、ことさら「過ち」を打つ必要がなくなることがよくあります。

　前にもお話ししましたが、「よい子」のサブ・パーソナリティを捨てるのは中学、高校時代が多いようです。

ですから中学生や高校生のときに不良っぽい格好や言葉づかいをすることがあります。あるいは大人を真似してタバコを吸ったり、酒を飲んだりすることもあります。テレビや映画の役者のマネをして、シブい顔つきをしてみたり、声を低くしたりすることもあります。わざと笑いを少なくし、いつもつまらなそうな顔をしたりすることもあります。

大人から見ると、ちょっと笑ってしまうような微笑ましい演技であることが多いのですが、しかし本人は本気です。

これは無意識のうちに子ども時代の「生き残りサブ・パーソナリティ」から脱同一化するために行っていることです。

大人は「外見だけマネしてもだめだ。本質がともなわなければ」などといいますが、そんなことはありません。まずはマネをする、それが大事なのです。

世阿弥は「花は心、種は態《わざ》なるべし」といっています。

この言葉、読み飛ばすと間違えます。よく読んでみましょう。

世阿弥は、大事なのは「心」ではなく、「態《わざ》＝技」が大事だといっているのです。それが「種」、すなわち基本なのです。「態《わざ》＝技」とは服装や、話し方や動作です。古典芸能の用語を使えば「型」といってもいいでしょう。「型」をちゃんと行えば、そこに「心」という花が咲く、そう世阿弥はいいます。

その型は「稽古」を通じて学びます。

「稽古」の「稽」は、その古い字形を見てみると「深く頭を垂れる」ことをいう文字であることがわかります。師匠の教えに疑義をはさまずに、ただただ深く頭を垂れて学ぶ、それが稽古です。

ちなみに「まなぶ（学ぶ）」という言葉は「まねぶ」、すなわち「まねをする」から出来た言葉です。稽古の第一はマネをすることです。「学」という漢字も、学校に入った子弟が、手を取り、足を取りされながら、師匠の姿をまねをして学ぶことをあらわす漢字です。

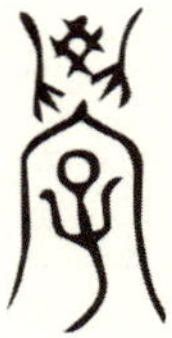

まず何はともあれマネから始めます。

たとえば文章が上手になりたければ、文章教室に行きつつ、一方で自分が上手だなあと思う人の文章を書き写します。その文章を見ずに、そっくりそのまま書けるくらいまでマネをします。その作家の作家サブ・パーソナリティと同一化するほどにマネをします。

プレゼンテーションをマネするのもいいでしょう。スティーブ・ジョブズのプレゼンをとことんマネして、自分の中に「ジョブズ」サブ・パーソナリティを作ります。

絵や書では「模写」や「臨書」は避けては通れない道です。

弘法大師空海は「身・口・意」の同一化を勧めます。すなわち「身体作法」、「語り方」、そして「思考・感情」を徹底的にマネするのです。

私たちは「心」という種から、動作や態度が表れると思いがちですが、世阿弥は逆だと言っているのです。徹底したマネから「心」が生じてくるのです。

これは能とほかの演劇とを比べるとよくわかります。

ふつうの演劇では、その役になりきるために台本の研究をしたり、役の研究をしたりします。演出家と役者とが喧々諤々《けんけんがくがく》の議論をしたりもします。しかし、能ではそのようなことはありしません。

ただただ、師匠（先生）から習ったとおりの「型」を、舞台上で忠実に行います。

すると、不思議なことにそこに「心」の花が咲き、観ているお客さんは何かを感じるのです。さらには、演じている役者も、自分が思ってもいなかったことを感じる。

それが能です。

これを実現するために、「型」である能の動作は、ひとつひとつが厳粛で、そして非常に儀礼的です。そこにできるだけ人智を入れないようにします。長年継承されてきた「型」を全面的に信じ、それをただ儀式の手順のようにただただ厳粛に、そして丁寧に行います。能を観た外国人の多くは、能を演劇というよりも儀式に近いものとして感じます。

能と同じように脱同一化のための同一化も「厳粛」に行うことが大事です。

舞台の前に能装束を着る動作も、まるで儀式のように厳粛です。余計なことはしゃべらない。そしてひとつひとつの手順が、すべて明確に、そして美しく組み立てられています。すべてが変容のための儀礼なのです。

初心（過去の自分を切り捨てる）ために常に新しいものを学ぶ

サイコシンセシスの脱同一化の実習の中に、自分の服を脱いでいき、そして他の人の服を着ていくという実習があるそうです。ただ他の人の服を着るだけでなく、脱いでいくという過程、そして新たな服を着るという過程、それを大事にします。

ですから、ゆっくりと「儀式」のように行います。「厳粛さ」が大切なのです。

また、たとえばジョブズのプレゼンを練習するときにも本気で厳粛に行います。

それを本気で厳粛に聞いてくれる仲間がいたら幸せです。

心の中で「恥ずかしい」とか「こんなバカなことやって」という声が聞こえたら、それは「生き残りサブ・パーソナリティ」の声です。その声が聞こえてきたら「ああ、また生き残りサブ・パーソナリティが何かいっているな」と思って無視しましょう。

脱同一化のために何か新しいサブ・パーソナリティに同一化するためには、まずは意識的にさまざまなサブ・パーソナリティを作ることが大事です。

世阿弥は、技を身につけるというのは「物数を極める心」だといいます。さまざまな演目やさまざまな演技、これを研究し尽くし、そして自分でも演じ尽くして、それを極めること。それこそが花を咲かせるための種なのです。

ですから、花を咲かそうと思ったら、まずはさまざまなものを身につける種を養いなさいといいます。

日本には、ひとつのことを極めるのがいい、という考え方があります。そして、当の世阿弥も「非道を行ずべからず」といっています。しかし、そういう世阿弥や父の観阿弥も能（猿楽）だけでなく、さまざまな芸能を能の中に取り入れています。世阿弥が例外として学んでいいと書いた和歌を学ぶだけでなく、それ以外の日本の古典、『伊勢物語』、『源氏物語』、『平家物語』も深く読んでいます。それだけではありません。彼らが書いたものの中には、『論語』や『易経』などの中国古典からの引用もありますし、おそらくは建築や彫刻などにも通じていたと思われます。

いろいろ学び、そして身につけていたのです。

安心して「初心（過去の自分を切り捨てる）」をするためには、常に新しいものを学び、そしてさまざまなことを身につけておくことが大切です。

自分自身の指揮者になってみる

さて、心には「自己（SELF）」と「自己イメージ」があると本章の最初に書きましたが、いままで「自己イメージ」とサブ・パーソナリティの話ばかりしてきましたので、本章の最後に「自己」についてもお話をしておきましょう。

「自己」の問題は本書で扱うには大きすぎる問題ですし、心理学や精神医学、あるいは哲学の専門家ではない私が扱えるような問題ではありません。しかし、サイコシンセシスを日本に紹介された平松園枝氏の提案した「自己」のイメージが、非常にわかりやすいので、ここで紹介しておくことにします。

「自己」をサイコシンセシスでは「セルフ」といいます。ちなみに心理学での「自己」も「セルフ」ですから同じといえば同じです。

自分の中にいるさまざまなサブ・パーソナリティ。時と状況に応じて、どれを出すかを決めるのは自分の中にいる指揮者、セルフ。普段から、この指揮者を育てる練習をしておく

平松園枝氏は、このセルフをオーケストラの指揮者にたとえました。

私たちの中にあるさまざまなサブ・パーソナリティ。時と状況に応じて、そのどれを出すかを私たちは選択しています。

会社にいるときに、配偶者といっしょにいるときのサブ・パーソナリティを出すことはありませんし、自分の子どもといるときに会社にいるときのようなサブ・パーソナリティを出すこともありません。その選択はほとんどが無意識で行われていますが、しかしどこかで「よし、いまはこのサブ・パーソナリティを出そう」という選択が行われているのです。

この「どのサブ・パーソナリティを出そうか」という意志決定をしているものが

「セルフ」であり、それは自分の中にいる指揮者だと平松氏はいいます。

この指揮者がちゃんと機能しているときには問題は起きません。

しかし、「生き残りサブ・パーソナリティ」が発動しているときには、この指揮者はその影に隠れてしまっているか、その機能を果たしていないことがよくあります。

たとえば人前に立ったときに、本当はここで発動すべきは「プレゼンテーター・サブ・パーソナリティ」のはずです。が、そこで必要以上に緊張している自分がいるとしたら、それは前に書いたように「生き残りサブ・パーソナリティ」が発動している状態です。それは「いま」の自分ではなく、「過去」の自分が発動しているのです。

これは自分の中の指揮者であるセルフが機能していない状態です。

せっかく身につけた「プレゼンテーター・サブ・パーソナリティ」が発動しない、それは指揮者であるセルフが影に隠れて機能していないからです。こういうときこそ指揮者が必要なのに、「生き残りサブ・パーソナリティ」があまりに強いために指揮者を隠してしまっているのです。

そこで、ふだんからこの指揮者を機能させる練習が必要になります。これも一朝一夕にはできることではありません。指揮者を十全に活用するための練習を日常的にしておきましょう。

指揮者の練習の始めは、まずはいま、そう本書を読んでいるいまです。「私の中には指揮者がいる」、そうイメージしてみます。できるだけ具体的にイメージするといいでしょう。

自分の中にある、さまざまなサブ・パーソナリティ。それもイメージします。それらに囲まれて、その真ん中で指揮をしている「セルフ」がいます。そんなイメージをしてみます。

そして、このイメージをふだんから時々するようにします。一番いいのは起きたとき。目を覚ます前の、半覚半睡の状態で目を閉じたまま、自分の中の指揮者をイメージします。そして、その指揮者の合図でさまざまなサブ・パーソナリティを目覚めさせる。そんな練習をします。

次は、日常生活での指揮者の「意識化」です。まずは何気ない日常生活の中で、このセルフ指揮者を意識する練習をします。特殊な状況では、「生き残りサブ・パーソナリティ」が出て来やすいので、何気ない日常の方が練習がしやすいのです。

友だちと話をしているとき、ふだんの仕事をしているとき、打ち合わせをしているとき、ひとりで散歩をしているとき、買い物をしているとき、お茶を飲んでいるとき。日常の生活の中では指揮者は無意識の選択をします。

そんなときに「いま自分の指揮者はどんな選択をしているのだろうか」ということを意識してみます。

そして、そのときに「いま違うサブ・パーソナリティを出したらどうなるだろうか」、そういうことも考えてみます。

ちょっとした時間を見つけて、この指揮者の練習をしてみましょう。

日常生活での指揮者の意識化ができると、いざというときに役に立ちます。

いざという時、本番で緊張している自分がいる。そう気がついたら、2章で行った深い呼吸をして、そして「生き残りサブ・パーソナリティ」の影に隠れている指揮者を呼び出して、どのサブ・パーソナリティを出したらいいかを選択させるのです。

これも最初は失敗するかもしれません。

しかし、一度や二度、いや十回や二十回失敗したからといってやめるのは、それも「生き残りサブ・パーソナリティ」です。

何度も何度もこれを繰り返しながら「自分の中の指揮者を育てる」、そんなつもりでやってみてください。

第4章

世阿弥に学ぶ
プレゼンの序破急

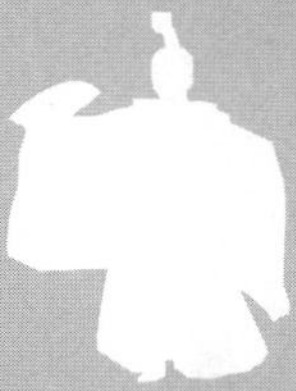

【肝をゆるめる技の章】

「人前で話をする」ための技

「心技体」の「からだ」と「こころ」が整ったら、最後は「技」です。
「プロローグ」にも書いたように、「度胸がある人になる」とか「肝が据わっている人になる」などという抽象的な話はあまり意味がありません。なぜなら、後代の私たちが「あの人は度胸があった」とか「肝が据わっていた」と思う人の多くが、「自分は臆病だ」と言っているからです。

いろいろなことがうまくいく人は、実は臆病な人なのです。豪胆な人は、他人の気持ちがわからないのでうまくいかないということについては「プロローグ」に書きました。

大切なことは「怖いからやらない」ではなく「怖いけどやる」という風に考え方を変えることです。それについては「心」の章（3章）で、さまざまな方法を紹介しました。

本章では、それらをふまえて具体的な方法論についてお話をしていきたいと思いますが、特にプレゼンテーションの「技」についてお話していきましょう。

ただし、本章でいうプレゼンテーションは、一般にいわれるそれよりも広いもので、「人前で話をすること」が、それだと思ってください。

人前で話をする機会はたくさんあります。朝礼などで話をすることもあるでしょう。レクチャーの講師をつとめる人もいるかもしれません。自分が立てた企画を通すための会議もそうです。営業の人ならば、顧客に商品の説明をしたり、あるいはそれを買ってもらったりするのも「人前で話をする」ことです。恋人に思いを伝えるのもそうですし、我が子をしつけるのもそうです。すべてプレゼンテーションなのです。

一日のかなりの多くの時間を、私たちは人前での話に費やしているのです。

ちなみに最高のプレゼンテーションは「無言」のプレゼンテーションです。世阿弥はそれを「せぬ隙《ひま》」といっています。が、本章ではそこまでは立ち入りません。

プレゼンテーションとはアウトプットです。

せっかくいいものを持っているのにアウトプットをする気のない人がいます。あるいは、アウトプットが苦手な人もいます。それを自分の中だけのものにしておくのも悪くはないのですが、ちょっともったいない。しかし自分の持っているものを世の中に出していくためには上手にアウトプットする必要があります。

アウトプットの方法としての世阿弥の言葉で紹介したいのは「序破急」です。

「序破急」は、能の構造の基本です。

一日の番組も「序破急」で組み立てられますし、一曲（ひとつの演目）の構造も「序破急」です。

「序破急」とは何か

「序破急」をざっくりと説明すると、次のようになります。

【序】

何かをはじめる、それが「序」です。いま目の前にいる人が受け入れやすいようなことから始めます。あまり技巧を使わず、すっと入る。そして、これから始まることの「場」や「状況」を作ります。

【破】

メインの部分。さまざまな技巧をこらし、いいたいこと、見せたいものを表現します。

【急】

シメの部分。目を驚かすようなことしたり、盛り上がりを作ったりして「終わった」という感じを作ります。

能で説明しましょう。

能には、主人公《シテ》が幽霊や精霊というジャンルがあります。それを「夢幻能」といい、これこそが能のもっとも能らしいものなので、その夢幻能で説明します。

夢幻能では、まず最初に旅人（ワキ）が出てきます。そして、自分はどういう人物であるかということを話したあと旅に出ます。するとある所に着く。旅人は、観客にここがどのような場所であるかを説明し、これから始まる能のための「場」を作ります。ここまでが「序」です。

そこに主人公であるシテが、その土地の人の姿で登場します。実はこの人、土地の人のふりをしていますが、本当はその土地の昔話にまつわる人物だったり、『源氏物語』や『平家物語』の主人公だったりします。しかもこの時点ではまだ隠していますが、実は幽霊です。

シテ（主人公）が、この土地にまつわる昔の話をしたり、『源氏物語』や『平家物語』などの話をしたりしているうちに、この場の時空が歪み始め、観客もここが現実社会なのか異界なのかわからなくなります。

「いま」という時間が、『源氏物語』や『平家物語』の時間に引き戻されてしまうのです。いわゆる「今は昔」です。

ここまでが「破」です。

観客を異界に引き込むというもっとも重要な部分ですが、しかしその異界感に観客は半分眠ってしまったりもします。「破」では眠気も大切な要素です。

そして「急」では、さきほどの土地の人が「実は自分は……」と本当の姿を現して舞を舞ったり、昔の戦闘場面の再現をしたりします。

能では、不思議なことにさっきまで半分眠っていた観客が目を覚まします。そして「急」で能が終わると「ああ、よかった」と思うのです。

「序破急」の応用

この「序破急」の考え方は、さまざまなことに応用が可能です。

たとえばレクチャーに、この「序破急」を応用してみましょう。

レクチャーの最初は「序」から始めます。「序」には全体の五分の一程度の時間を使います。

レクチャーの始めは、話し手が緊張しているだけでなく、聞き手も緊張しています。その緊張を解き、この場に引っ張ってくるのが「序」の役割です。そのためには聴衆が共感できる話から始めて、いつの間にか今日の本題に引き込むことが「序」に求められていることです。

「序」で充分に聴取を引き込んだら、いよいよ本題、「破」の部分です。

「破」では全体の五分の三ほどの時間を使いますから、この「破」をさらに「序破急」に分けるというのが能の作品の構成方法です。

「破の序」、「破の破」、「破の急」となります。

本題に入ったからといって、すぐに大事なことをいうのではなく、本題のための土台作りをする、それが「破の序」です。

そして、「破の破」でもっとも重要なことを伝えるのですが、実はこの部分では聴衆をときどき眠らせるくらいの方がいい。本当に眠らせなくてもいいのですが、半分ぼんやりさせておいた方がいい、それが「破の破」の役割です。

先ほども書きましたが能でもこの「破」の部分では多くの人が眠くなります。それによって夢幻の世界、異界へと引き込まれるのです。そして「破」のまとめを「破の急」でします。

それが終わると「急」。ここで能は突然、盛り上がります。囃子（音楽）も派手になり、動きも速くなる。さっきまでうつらうつらした人が、ぱっと目を覚ましたりします。

この「序破急」の構造は、世界中の神話や物語の中にも見ることができます。神話学者のジョーゼフ・キャンベルは、世界中の神話に登場する英雄の物語を分析すると、そこには次の三つの部分をもつ共通構造があるということを発見しました。

1　主人公が別の非日常世界への旅に出る
2　イニシエーションを経る（怪物退治をしたり、お姫様と結婚したり）
3　元の世界に帰還する

【序】 桃の発見と桃太郎の誕生

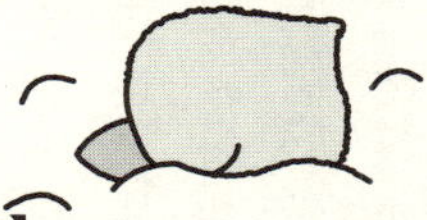

【破】（1）おばあさん、桃太郎に鬼退治を依頼し、きびだんごを作る

（2）きびだんごで犬、猿、雉を仲間にして鬼退治の旅に出る

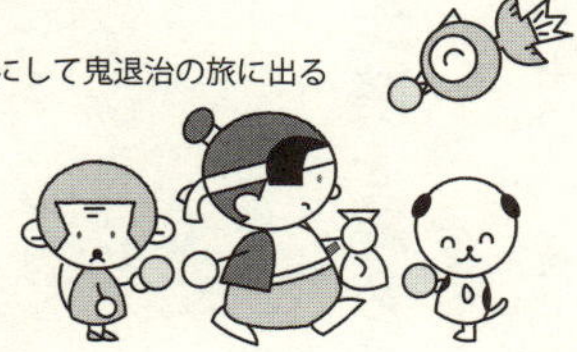

（3）鬼を退治する

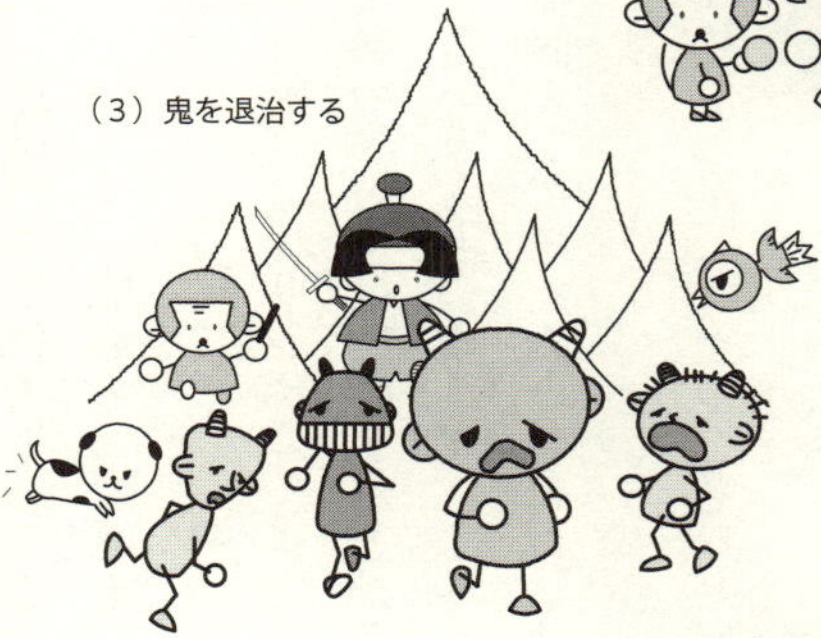

【急】 帰　還

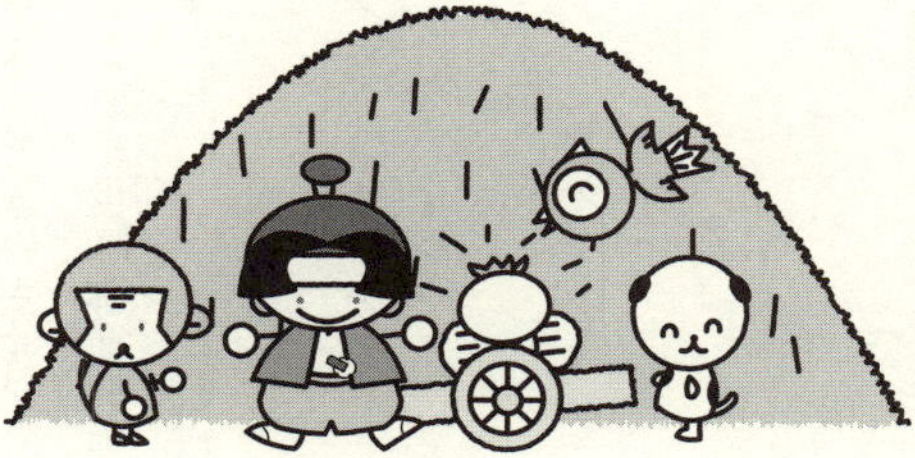

キャンベルが発見したこの構造をもとに作られた映画が『スターウォーズ』であることは、よく知られていますが、これも能の「序破急」に似ていることに気づかれるでしょう。おとぎ話の「桃太郎」もこの構造になっています。能もおとぎ話も『スターウォーズ』と同じ構造で作られていたのです。

ちなみに、この「序破急」の考え方は世阿弥のオリジナルではありません。もとは雅楽の曲の構成の説明なのですが、しかし雅楽の序破急は能のそれとはちょっと違います。人によっては、世阿弥が間違って理解したという人もいますが、しかしこれは世阿弥が間違ったのではなく、パフォーマンスの方法論として考えたときにはいまお話したように解釈した方がいいから、このようにしたのです。

そういう意味でも、世阿弥の序破急は私たちが（広義の）プレゼンテーションをするときにもとても役に立ちます。

序――聴き手との距離を縮める

さて、この「序破急」の話をもう少し詳しく続けましょう。

最初は「序」の部分です。

「序」は、聴衆の緊張を解き、「よし、聞こう」という気にさせるための時間です。

レクチャーの最初に、「ただいまご紹介に預かりました」から始まって、長々と自己紹介をしたり、ここで話すに至った経緯を説明する人がいます。

これは最悪の「序」です。聴衆のほとんどはそれを聞いていません。そこは「地」の部分です。ないに等しい。ないに等しいだけならまだしも、そんなないに等しいことを延々と話されたら「またか」と思ってしまう。そうなったらもうおしまいです。あとはもう聞いてはくれません。

「序」でもっともお手本になるのが、落語の枕です。

落語の枕は、噺の本題に入る前にお客さんをこの場に引き込む話です。先人たちが開発した古典的な枕もありますし、あるいは噺家さんが、今日、寄席に来るまでの電車の中で出会ったことがらを枕にすることもある。

どちらにしろ大事なのは、聴衆との共通点をさぐりながらラポール（親密感）を確立することです。ぜひ寄席で勉強してください。

時代劇もお手本になります。いまはテレビで観ることも少なくなりましたが、『水戸黄門』や『遠山の金さん』などの、ワンパターンな時代劇は、まさに「序破急」で作られています。

水戸黄門では、うっかり八兵衛が「序」の役を受け持ちます。「ご隠居、何か食べましょうよ」といいながら、ご当地を紹介しつつ、視聴者の笑いを誘いながら、いつの間にか事件への導入にもなっています。

物語と視聴者とをつなぐ情報がさりげなく、そして過不足なく入っている、理想的な「序」です。

それに対して「ただいまご紹介に預かりました」云々や自己紹介は、話し手側が中心の情報提供です。それに多くの時間をかければ、聴衆との距離はどんどん離れるのは当然です。

聴衆と話し手の距離をぐっと縮めるのが枕である「序」の役割です。

ただし、この枕、いくら面白くても本題とまったく関係ない話はダメです。よく雑学本から拾ってきたような話をして、そのあとそれとは全然違う話をする人がいますが、それでは「序」と「破」がつながりません。興ざめです。

枕で笑っているうちに、気がついたら本題に入っていた、そのような枕が最高の枕です。

急――納得感のある終わらせ方を考える

序破急でメインの部分は「破」であることは前に述べた通りです。キャンベルの神話の構造でいえば、主人公であるヒーローがお姫様と出会って結婚したり、ドラゴンや敵キャラと戦うのが、この「破」です。レクチャーなどでも、もっとも言いたいことを述べるところですし、企画会議では企画内容の説明、営業では商品の説明をするところが、この「破」の部分です。

しかし、本当に大切なのは、実は最後の「急」のところなのです。

「急」が面白いと、聴衆は「ああ、よかった」という気持ちで帰ります。どんなに「破」でいい話をしても、「急」がしっかりしていないと「で?」で終わってしまいます。もやもやが残り、「今日のレクチャーでは何を言いたかったんだ?」となってしまいます。

ですから、レクチャーの構造を考えるときに、最初にこの「急」を考えることが大切です。

「どうやって終わらせようか」ということを最初に考えるのです。最後にちゃんと盛り上がるということが保証されていると、「破」の部分で安心して言いたいことをいえる。

そういう意味では、最初の「序」と最後の「急」は、真ん中の「破」を支えるための支柱のようなものだといってもいいでしょう。これがしっかりしていないと、どんなに大切なことをいっても倒れてしまいます。

「急」は、講義の時間でいえば、最後の五分の一をそれにあてます。そこで盛り上げに盛り上げて終わる、それが世阿弥の「急」の考え方です。

時代劇、たとえば水戸黄門では、ちゃんばらがあったあとで「えーい、この印籠が目に入らぬか」と印籠を出す、あそこです。

遠山の金さんならば片肌脱いで桜吹雪の刺青を見せる。そこです。

能では、いままで眠っていた観客が不思議と目を覚ます。それが「急」です。

「急」があるから終わった感じになります。

私は、この急に「目から鱗」の話で、聴衆に役に立つ話をよくもってきます。

あらゆる職業は、それに関わっていない人からすれば未知の分野です。

「へえ、そうなんだ」ということは必ずあります。そして、聴衆に役に立つ話も必ずあります。

「おお、そんな手があったんだ」

そう思ってもらって終わる。そうなると「急」は成功ですし、その日のプレゼンテーションも大成功です。

そのような「目から鱗」話をふだんから探しておくことも大切です。

未完の急——ちょうど時間となりました

「急」には応用の「急」として「未完の急」があります。

盛り上がりを途中で中断してしまう「急」です。テレビドラマなどではよくある、期待をもたせて次回もまた見せてしまうというあの手法です。

特に営業トークや企画会議などでは、この「未完の急」が効果を発揮します。

この「未完の急」でもっとも参考になるのは「浪曲」です。

浪曲の最後では、盛り上がりに上がって「おお、これからどうなるんだ」というところで、必ずといっていいほど「ちょうど時間となりました」となります。

その直前まで「破の急」で盛り上がっているので。手に汗にぎりながら、わくわくどきどきしながら聴いているのに「ちょうど時間となりました」で突然、終わる。

続きが気になって、気になって仕方がない。だから話の続きを聴きに、また寄席に行ってしまいます。もう、これは見え見え、あけすけの戦略ですが、しかしそれに乗せられてしまうのです。

浪曲は、ひとつの演目がだいたい30分ほど。プレゼンの時間に近い。それに生で目の前で演じられます。テレビドラマを見るよりも浪曲を見る方が、この練習にはいいのです。

最後まで終わらせずに余韻を残して終わる、この「急」の高等戦略、「未完の急」は、営業トークや企画会議などで役に立ちます。

話を完了させてしまったら「ああ、いい話を聞いた」で終わってしまいます。

「ちょうど時間となりました」的な未完了があるからこそ、顧客は商品を購入したくなるし、企画会議の参加者はその商品の完成形を見たくなります。

この「未完の急」を使って、自分の命や国中の女性の命を救ったのが『千夜一夜物語(アラビアンナイト)』の語り手、シェヘラザードです。

若い女性と一夜を過ごしては、一晩で殺害していた王の行為を止めようと、王のもとに嫁いだシェヘラザード。王は、彼女も一晩で殺そうと思っていたのですが、彼女の話が面白く、しかもいいところで終わるので殺せない。

「この話が終わったら殺そう」と思い続けて千夜、その間に王の心も和らいでいくというお話です。

余韻の「急」の戦術を学びたい方は、ぜひ浪曲を聴きに行ってください。『千夜一夜物語』を読むのもいいですが、やはり生の舞台です。何回も何十回も浪曲に通ううちに、自然に「未完の急」の呼吸を学ぶことができるでしょう。

むろん、この「未完の急」は、「急」の応用なので、普通に盛り上がりの「急」ができるようになってから、こちらにトライするようにしましょう。

破――「面白き」「珍しき」に留意する

では、戻りましょう。いよいよメインの部分、「破」ですが、世阿弥は「人の目に見ゆる考案」ということを言っています。「考案」というのは工夫ということです。

「人の目にどうやったら効果的に映るか」、あるいは「いま自分がしていることがどんなふうに人の目に見えるか」ということをちゃんと工夫すべきだということです。

当たり前のことのようですが、これができていない人が案外多いのです。

「自分の言いたいことを話す」

それでいいと思っている人が少なくありません。

「心から話せば通じる」

そう思っている人もいます。

「書きたいように書く」という子どもの作文ならまだしも、大人のプレゼンテーションでは、それはまったく意味がありません。言いたいことを言っても、心から話しても通じないものは通じない。どういえば相手に通じるか、相手にどう見えるか、それを考えることが大事だというのが世阿弥の考えです。

世阿弥は、どんな美しい花でも、花の美しさを知らない土地に咲いていていたり、藪の中に咲いていて誰の目にも留まらなければ、咲いていないも同じ、「いたずら（無駄）」に咲いているといいます。

その人にどんな才能があっても、どんなすばらしいアイデアがあっても、それが人に伝わらなければ、ないも同然。

花は人に見られて初めて花なのです。

世阿弥は、花は「面白き」と「珍しき」と同一のものだということを言っています。ここでいう「面白き」と「珍しき」は、いま私たちが使う「面白い」「珍しい」とはちょっと違います。

「面白き」というのは、文字通り「目の前がパッと明るくなること」をいいます。

日本最古の歌物語である『伊勢物語』に、この「面白き」があらわれます。

すべてを剥ぎ取られ、住んでいる土地も追われ、友も減り、とぼとぼと下を向いて歩く在原業平の前に、美しく咲く杜若《かきつばた》が忽然と現れた。その明るい光に、目の前がパッと明るくなり、沈んでいた気持ちも明るくなった。

『伊勢物語』には、そのさまを「杜若いと面白く咲きたり」と書いています。

目の前がパッと明るくなり、いままでの気分すらもまったく変わってしまう、それが世阿弥のいう「面白き」なのです。

「面白き」の第一は、杜若のもつ美しさと明るさです。これは見た目の美しさだけではありません。

マーケティング・コミュニケーションという考え方があります。広告や宣伝だけでなく、販売員の着ているものや接客態度、相談窓口の対応など、すべてが広告であり、宣伝であるという考え方です。

あらゆることがすべて「面白き」であることが大切です。

話の内容だけでなく、その人の服装や態度、言葉遣いや、あるいは声の質までもが「面白き」である必要があるのです。

また、目の前がパッと明るくなるときというのは、『伊勢物語』のように暗闇を照らしてくれるような光です。いま抱えている問題、それに対してこのような切り口があったのかというような新しい光が射されたときに「面白き」になります。

そのためにすべき第一のことは、暗闇を明確にすること、いまの問題は何なのかということをはっきりさせることです。

まずは、これが第一の「面白き」になります。

「いままで気がつかなかったけれども、いわれてみれば確かにそれが問題なのかもしれない」その気づきが第一の「面白き」なのです。

そして、それに対して新しい切り口が示されたとき、第二の面白きが到来します。企画にしろ、商品にしろ、求められているのは「面白き」なのです。

むろん「面白き」を実現することは簡単ではありません。

たとえばスマートフォン（スマホ）。

いまでこそ誰もが持つようになりましたが、二十年ほど前でしたら、これと同じ機能のものを携帯するとなると大変です。大きな携帯電話を持ち、パソコンを持ち、音響カプラを持ち、カメラを持ち、ビデオカメラを持ち、携帯音楽プレーヤーを持ち、カセットレコーダーを持ち、コンパスを持ち、地図を持ち、辞書を持ち、書籍を何十冊も持ち、そのほかいろいろ持ち、と大きなカバンでもパンパンになります。

それがいまでは小さなスマホにその機能がすべて含まれ、ポケットに入ってしまいます。

しかし、それでも私たちはスマホが出たときには、そんなには驚きませんでした。それは、スマホはｉモードの延長線上にあり、ｉモードは携帯電話の延長上にあったからです。

このような商品開発は、世阿弥のいう「面白き」とはちょっと違うのです。

びっくりするような新製品にお目にかかることは、近頃ではあまりありません。

「科学の発達によって商品開発がすでに飽和状態になっているからだ」と説明をする人がいますが、そうではありません。

これは私たちの「思考の型」が、よくも悪しくもインターネット的、検索エンジン的になっている結果なのです。

インターネットの検索エンジンは、とても重宝しますが、しかし現時点では致命的な欠点が最低ふたつあります。

ひとつは、インターネットの検索ではインターネット上にあるものしか出てこない、ということです。これは当然すぎるといえば当然すぎることですね。しかし、たとえば私は能のワキ方という役割に属していますが、そんな私は「能のワキ」についてインターネットで検索しようとは思わない。なぜならインターネット上には、私が知っている以上のことがあまり載っていないからです。

それだけではありません。本当に読みたい本はネット上にはないし、引きたい辞書もない。

そう考えると、インターネット上にあることは、実は大したことのないものが多いのかもしれない。これが第一です。

しかし、問題は第二番目の方です。

それは、インターネットの検索エンジンは「自分の興味のあること」からしか引けないということです。

引くだけではありません。たとえばネットショッピングで買い物をすると、「あなたはこんなものも興味があるのでは？」という「おすすめ」商品がメールで来たりします。これは検索エンジンが自動的に判別したものを送ってくるのですが、しかし、そこですすめられるものに「面白き」ものはない。

「なるほど。これはよさそうだ」というものはありますが、「おお、こんなものがあるなんて想像もしてみなかった」というものはない。それは、おすすめ商品が自分の興味の延長線上にあるからなのです。

スマホが携帯電話の延長線上にあるのと同じです。

アマゾンなどから絶対来ないのは「あなたはこんなものには興味はありませんね」という「非・おすすめ商品」のお知らせです。

しかし、本当の「面白き」、イノベーションというのはここから生まれます。

高校時代、町の小さな本屋さんに入ると、本屋のおじさんからボルヘスやバタイユを勧められました。そんな作家は名前も聞いたこともなかったのに、そのおじさんのおかげで知ることができました。

いまの自分の範疇にないこと、いまの商品の延長線上にないもの。そこからこそ「面白き」を見つけることができます。

そのためにも交友範囲や興味範囲を広げることが大切です。

珍しき——視覚化・立体化

世阿弥が「花」の要素としてあげたもうひとつは「珍しき」です。

「珍しき」とは「目連らし」、すなわち目がそちらに連られていってしまうような状態をいいます（語源学的には問題のある説明ですが）。

「珍しき」でもっとも大切なのは「視覚化」、ビジュアル化です。さらにいえば「視覚化できないと思われているものを視覚化すること」です。

世阿弥がした革命のひとつは、古典世界を、現実世界に立体化したことです。能は、その演目の多くを古典に題材を取っています。

世阿弥以前の古典は、書かれたものを読むか、あるいは語られるものを聞くかしかありませんでした。まれに少数の人は、絵巻物などによって古典のビジュアル化を体験したり、あるいは源氏物語ごっこなどをして、その立体化を楽しむことはありました。しかし、それはほんの少数の人だけのもの。

能の出現によって、いままで視覚化なんて考えていなかった人たちに、現存としての古典世界がそこに出現してしまったのです。

これはびっくりです。

まさか『源氏物語』や『平家物語』の世界が目の前で繰り広げられるなんて思ってもいなかった。これは「面白き」でもあり、そして見ている人の目は、当然、そちらに引き付けられる「珍しき」でもあります。

私たちが「破」で提示しようとするものは、「珍しき」、すなわち視覚化・立体化されていなくてはなりません。話術に自信のある人ならばビジュアルな仕掛けは必要ないでしょう。しかし、それができる人は本当にまれです。多くの人にとってビジュアル化は必須です。

ビジュアル化のときにも「面白き」と「珍しき」のキーワードは大切です。「またか」と思われたら、もうそれでおしまいなのです。

ところが現状を見ると、残念ながらあまり深く考えずに資料作りをする人が多すぎます。PowerPointに付属しているありものの絵や図を使ってビジュアル化をして安心してしまっている人がかなり多いのです。

PowerPointを使っているという事だけで、もうすでにかなりの「またか」感があります。この時点で、「面白き」と「珍しき」という点からは減点ものです。それに加えて、はじめから入っているありものを使うなんて、「面白き」・「珍しき」どころか話になりません。

ほとんどの人の目には何も映っていないのに等しい。

『プレゼンテーションzen』（丸善出版）の著者でもあるガー・レイノルズは、東京から大阪への新幹線の中で、駅弁とビールを味わいながら、通路を隔てて座る日本人ビジネスマンが憂鬱な表情でめくるPowerPointのスライドが印刷された資料を見て、「目の前の駅弁とは大違いだな」と感じます。

駅弁の献立や、それが箱につめられた構成の妙に比べて、通路越しにビジネスマンが眺める PowerPoint のまとまりのなさ、わかりにくさ。

「なぜ日本の駅で売られているシンプルな駅弁の精神を、ビジネスに関するプレゼンテーションに取り入れることができないのだろうか」

彼は不思議に思います。

弁当には適切な献立が、もっとも効率よく、優雅な形で詰め込まれている。弁当はシンプルで、美しく、バランスのよい形で我々の前に差し出される。何一つ不足はないし、無駄なものは一切ない。派手な装飾はないが、見事なデザインが施されている。見た目もいいし、味もおいしい。

おかげでワクワクするような、満ち足りた20分を送ることができる。

そう、ガー・レイノルズは思います。

それに対してビジネスマンの眺める PowerPoint の資料はどうでしょう。

各ページにスライドが2枚ずつ。どのスライドにも、色分けされた日本語の文字がびっしり書き込まれている。余白はゼロ。

余白の国、日本なのに、ただただ文字を埋めることだけが義務であるかのようにされています。

各スライドの上部に描かれた会社のロゴ以外、画像もないに等しい。あっても意味のないイラスト。

ひたすらテキスト、見出し、箇条書き、そして会社のロゴだけが続く。

「一体いつから、聴衆は文字を読むことと話を聞くことを同時にこなせるようになったのか」

レイノルズはそう問います。

少なくとも、これは口頭によるプレゼンテーションの視覚サポートとしては意味がない。「それとも、これらは単にPowerPoint で作成された文書として使われたのだろうか?」とレイノルズは再び問う。

もし、そうならば、文書を作った人も、それを読まされる人も気の毒だと彼はいいます。なぜなら、PowerPoint は文書作成のためのツールではないからです。

しかし、このような誤りをおかしている人は、かなりいます。

ビジネスマンだけでなく、いろいろな学会に出ても、そのようなPowerPoint の使い方をしている人を多く見かけます。それどころか大学や専門学校で、そのようなPowerPoint の作り方を教えていたりして、しかも試験すらして、多くの人がそんな意味のないPowerPoint 資料を作るようになっているのです。

マーケティングの権威であるセス・ゴーディンはAmazon.comのKindle年間ベストセラーに輝いた「本当にひどいPowerPoint（Really Bad PowerPoint：現在はネットで閲覧可能）」によれば、PowerPointでのプレゼンテーションのほとんどは最悪の代物で、それはプレゼンテーターがPowerPointの正しい使い方ではなく、マイクロソフトが「こう使ってほしい」という使い方で使っているからだと書いています。

一枚の絵は千の言葉に値する

では、どうしたらいいのか。

もしPowerPointをまだ使い続けたいのならば（あるいはそれが会社的にも求められているのならば）、画像を多く、しかも効果的に使うことです。

一枚の絵は、千の言葉に値するといわれています。情報を見せられてから三十分後にどのくらい記憶に残るかの実験では、文字よりも画像の方が断然、記憶に残るといいます。

ですから「珍しき」の第一は画像を多く使うことです。

それもアリモノの画像ではなく、オリジナルの画像を使うことが大切です。

もうひとつは、脳内に画像を描いてもらうこと。すなわち「物語」を多く使います。能を古典の立体化だという話をしましたが、古典の中でも物語のあるものだけを立体化したのが能です。

物語は、脳内に画像を描いてもらえるだけでなく、聴いている人をその話の中の一員にするという力もあります。傍観者が参加者になるのです。

物語といってもフィクションを作る必要はありません。実際に起こったこと、聞いたことなどの実例を多用します。私たちの脳は、抽象的な話ではなく、具体的な話を聞くことに喜びを感じます。

映画を観ていても、テレビドラマを見ていても、いつの間にか出演者の誰かに感情移入していることがあります。物語の力は、人をその物語の中に引き込むのです。

この「物語」を作るように画像を「並べる」ということも大切です。ただ画像を準備するだけでなく、それをどのような順番で並べたらもっとも効果的か、それを事前にいろいろな人に見てもらいながら決めていきます。

見ている人が「おお！」とびっくりするような並べ方になるまで試行錯誤するのです。

「破」を考えるときには、これを聞く人、見る人の目にどう映っているかの視点から考え、そして「面白き」と「珍しき」のキーワードを意識して作っていきましょう。

「身を使う」

さて、序破急の構成ができたら、それをもとに実際にプレゼンテーションします。世阿弥は「身を使う」ことの大切さを述べます。正確には「身を使う」、「手を使う」、「足を使う」というような言い方をしています。

日本人のプレゼンテーションは、身体的な動きが少ないということはよく指摘されています。PowerPointを見やすくするために部屋を暗くしてしまうのもひとつの理由でしょうが、しかし明るい部屋でもメモを見ながらぼそぼそと話している人が多い。

世阿弥は「身を使う」、すなわち身体的なものを使うことの大切さをいっています。『古今和歌集』の仮名序の元になった、中国最古の詩集である『詩経』の序には、詩とは何かということが次のように書かれてあります。これは私たちがプレゼンテーションをするときのヒントになります。

詩というのは、「志（うごめく心）」が外に出たものだ。

それがまだ心にあるときには「志」という名前だが、言葉として外に出たときに「詩」という名前になる。

「情」が心の中で動いて、それが言葉に表れる。

しかし、それを言葉でいうだけでは足りない。だから「ああ」というため息が交じる。

しかし「ああ」だけでも足りない。だから、これに節をつけて歌にする。

しかし、歌うだけでも足りない。

すると自分でも知らないうちに、手は舞い、足は拍子を踏み始める。


自分が本当に素晴らしいと思っていること、伝えたいことだったら、自然に口調も滑らかになり、そして手も足もつくものです。

『詩経』の序が教えてくれることをまとめてみましょう。
1　まずはその素材を心の中で温めることから始めます
2　それが心の中がうごめいてくるのを待ちます
3　うごめいてきたならば、それを言葉にします
4　それが言葉になったら、それに「情」の部分を付け加えます。絵を加え、音を加え

ます

5　それをわかりやすく並べ換えます
　　こういう作業の間、わくわく（詩心）をずっとキープしておくことが大切です

6　そしてプレゼンに臨めば、自然に手も動き、足も動き、歌うような滑らかなプレゼンが可能になるのです

身体を使うときに、世阿弥は、第一は身を使う事、第二は手を使う事、第三は足を使う事と書いています。一番大事なのは身なのです。

「身」というのは、身体の芯の部分です。

たとえば右を指すときにも、手で指すのではなく体の芯で指す。前に出るときにも、足から出るのではなく、体の芯から出て行く。そうすると動きが、大きな動きになります。まるで舞を舞っているかのような優雅な動きになるのです。

プレゼンやレクチャーのときもそうです。2章でお話した「地に足をつける」呼吸をしっかり行って、体の芯をしっかりキープしておき、そこを中心に動く。そうすると自然に手足はついてきます。

心は細やかにし、身は鷹揚に

プレゼンの本番でもうひとつ意識しておきたいのは「心は細やかにして身は鷹揚にすべし」です。

心の働きは細かにするけれども、実際外に表現する際には、かなり鷹揚、大雑把にします。

心の細やかさは、まず事前準備に現れます。いままでお話してきた「序破急」を中心とした方法で、できるだけ完全な準備をします。さまざまな事態を想定して、それに対してもどう対応するのかを事前に考えておきます。

プレゼンやレクチャーの聴衆の中には、こちらに対して敵対視する人が必ずいると思っておいた方がいいでしょう。その人が、こちらのどんな言葉に対して、どういう反応をしてくるか、そして、それに対してどのように対応すべきか、それを事前に考えておきます。

敵対する人は、大きな味方になる可能性のある人です。その人は「自分の提示する問題を解決してくれたならば、全面的に支持しよう」と心のどこかに思っている人です。ですから、その人の疑問や不安を丁寧に扱うことが大切です。絶対にしていけないのは、その人を言い負かそうということです。

ほんのたまに、ただ否定するだけが目的で否定してくる人もいます。その人の場合は、ただ意見を丁寧に聞いておき、「あとでお答えします」と伝えるのがいいでしょう。

事前準備は、ひとりでしない、それも大事です。自分ひとりですると、想定される事態も限られてきますし、何よりそれに対する方法がいつもの自分の方法しか思いつきません。できるだけ多くの人の意見を事前に聞いたほうがいいのです。

ここでひとつ注意を。事前準備は完璧にするのですが、しかしだからといって台本のようなものは作ってはいけません。台本を作ろうとすると、さまざまな可能性を考慮したプレゼン戦略を立てることができません。あるいはさまざまな可能性を考慮した台本を作ろうとすると、それこそ何百もの台本を作らなければならなくなってしまい、現実的ではありません。

あくまでも大切なことは、急に何かが起きたときに対応ができる自由さ、遊びを残しておくことです。この自由さを作り出すために、事前準備を完璧にするのであって、台本を作るためではありません。

離見の見

心の細やかさは事前準備だけではありません。本番でも、心は細やかにしておきます。聴いている人の反応。頷きやあくび（をこらえている顔）、ちょっとした顔の傾き、手足の動き、そういうものに対して細やかに気を配りながらプレゼンと進めます。

「人の目に見ゆる考案」という言葉を紹介しましたが、自分の伝えたいことをただ伝えるのではなく、「自分の伝えたい」ことを「聴衆が聞きたいように」伝えることがプレゼンの基本です。

そのために世阿弥は「離見の見」という言葉を残しています。「見所《けんしょ》同心の見」ともいいます。「見所」とは観客席です。

自分の目は観客を見ています。が、観客の目は、自分の姿を見ています。これは当たり前のことですが、このことに気づいていない人が案外多いのです。

自分の視点を観客席に置く、それが「見所《けんしょ》同心の見」です。ただ、置くだけではありません。観客と同じ心で自分の姿を見ます。

それが「離見の見」なのです。そして、これは「見」、すなわち見え方だということも大切です。

初対面で、やけに落ち着いて見える人がいます。無口で表情も変えず、ちょっと偉そうだったりします。そういう人を前にすると、こちらの立場がちょっと弱くなったように感じてしまい、思わず卑屈な態度を取ってしまうものです。

しかしこれは、無口で、つまらなそうな顔をしている人の方が優位に立つという人間心理のマジックであり、その人が本当に偉い人であるとか、肝が据わっている人かどうかとはまったく関係ありません。それどころか、そういう人の多くは人見知りで臆病な人が多いのです。

それと同じに、いま人前に立つあなたが心の中で何を思っているかは、見ている人には関係ありません。

心臓がドキドキしていようが、手に汗をかいていようが、あるいは顔中を汗だらけにしていようが、見ている人にはわかりません。その振る舞いが「身」から出たものならば、ゆったりとして落ち着いた動きに見えます。

世阿弥のいう「身は鷹揚にすべし」です。

このために普段から、自分が人からどう見えているかを知る練習をするといいでしょう。自分が話す姿を録画して、「ここをこうすると、もう少し落ち着いているように見える」

などと考えながら調整していきます。

「自分の話している姿、格好悪い」ではなく、自分が役者になったつもりで、さまざまな動きや話すスピードなどを調整していくことが大切です。

また、他人を観察するのもいいでしょう。

会ったときに、ちょっと威圧感を感じた人がいたら、自分がどんな態度を取るのかを観察します。ひょっとして、いい人だと思われるために、卑屈な態度に出ているかもしれません。それに気づいたら今度は自分が無口になってみます。わざとつまらなそうにしてみます。それを15分くらい続けると、相手の態度が変わってくる場合があります。

そんな練習をしながら「離見の見」の練習をします。

また、これはちょっと難しい話なのですが、世阿弥は「目前心後」ということも言っています。自分の視点を観客席に置くだけではなく、自分の後ろにも置くといっています。

観客を見る目、観客席から自分を見る目、そしてそれに加えてそういう自分を客観的に見る目、その三つの目を持つ、それが「離見の見」なのです。

男時・女時

この章の最後に「男時・女時」という考え方を紹介しておきましょう。

「今日は何をやっても裏目裏目に出てしまってうまくいかいなあ」という日があります。そのような日を世阿弥は「女時《めどき》」と呼びます。

それに対して何をやってもうまくいく時、それを「男時《おどき》」だといいます。

普通に考えると、「男時」がいい時で、「女時」を悪い時だと考えてしまいますが、それは違います。人生には「男時」も「女時」もともに大切なのです。

「男時」をアウトプットのとき、「女時」をインプットのときと考えるといいでしょう。「女時」は季節でいえば「冬」です。「ふゆ」とは「増ゆ」です。アウトプットの春や夏で消費してしまったエネルギーを、再び増加させるのが「ふゆ（冬）」の役割です。雪に囲まれた家の中で静かに英気を養う。そうすると体中にエネルギーが満ちてきて、春になるとまた外で活動をすることができます。

そのように「このごろ女時が続くな」と思ったときには、無理をせずに休息とインプットに専念するといいのです。このインプットがしっかりなされていないと、アウトプットだけではいつか枯渇してしまいます。

しかし「女時」だと感じても勝負をしなければならないことはあります。そういうときは、勝とうとはせずに負けを少なくすることを考える、そう世阿弥は提案します。

「この機会を逃すと、もう一生、こんなチャンスはやってこない」

そう思ったときに「女時」に当たってしまうこともあります。

しかし、本当はそんなことはありません。時の流れは、非常にゆっくりではありますが、また巡ってくるものです。

いまが「男時」なのか「女時」なのかを知る練習、そして特に「女時」のときにできるだけ少なく負ける練習、それを普段からやっておくといいでしょう。

［あとがき］

単行本のときの本書のタイトルは『肝をゆるめる身体作法』だった。「もっと気合を入れろ」などと勇ましいことをいう人に、「いやいや、そんなに気張っていると折れちゃうよ。ゆるゆるの方が強いんだよ」という意味でつけたタイトルだ。

能楽師は、年を取っても元気だし、文字通り「死ぬまで現役」という人も多い。「どんな健康法をしているのですか」と聞かれるが、健康を気にしている人はあまりいない。大酒も多いし、喫煙率も高い。健康なんて気にしはじめたらキリがないし、それこそ気にしすぎて病気になってしまう。気に病むからの「病気」である。

スポーツクラブなどで体を鍛えているという人も少ない。私は若い頃は病気がちで、力も弱かったので「スポーツクラブに通って体を鍛えようと思います」と師匠に相談したことがある。そうしたら師匠からは「なにも無理に体に負荷をかけることはないだろう」と言われた。無理をしたら、中年になる前に体を壊してしまう。生涯現役でいるためには、適度にゆるいのがいいのだということだった。

本書でも紹介したロルフィングの創始者であるアイダ・ロルフは「固い（hard）」と「強い（storong）」とは違うと言う。「強いからだ」を作ろうとして「固いからだ」を目指す運動をしている人が多いと言うのだ。

たとえば腹筋を鍛える人は、「固い」腹筋をつくろうとする。しかし、固いものは折れやすい。固いものはもろいのである。精神もそうだ。猪突猛進、タフな奴が、ある日、突然やる気をなくしたりする。鍛えられた精神は折れやすい。

「固い」に対して「強い」というのは、「固い」と「柔らかい」との幅が大きいことをいう。幅があるから、そう簡単には折れない。相手が押してくれば凹んでやりすごし、相手が打ってくれば流してやりすごす。そういう柔軟性がある。

そして、相手の力を利用して相手に技をかける。日本の武道である柔道や合気道もそうだ。「固い」を目指していた方は、今日からぜひ「強い」にシフトしていただきたい。

ずい分前から世界は予測不能になった。昨日まで順風満帆だった生活が、突然波乱万丈に巻き込まれ、人生の窮地に立たされることあるだろう。そういうときに「だからあれだけ言ったのに」なんていう奴がいる。くそ食らえ！　である。「転ばぬ先の杖」には何の意味もない。大事なのは「転んだあとの絆創膏」である。本書のストロー呼吸は、いざというときに役に立つ。まずは、深い呼吸を取り戻す。そこからすべてがもう一度、始まる。

安田　登

著　者　**安田 登**（やすだのぼる）

1956年千葉県銚子市生まれ。高校教師をしていた25歳のときに能に出会い、鏑木岑男師に弟子入り。能楽師のワキ方として活躍するかたわら、『論語』などを学ぶ寺小屋を、全国各地で開催する。また、公認ロルファー（米国のボディワーク、ロルフィングの専門家）として各種ワークショップも開催している。著書に『能に学ぶ「和」の呼吸法』（祥伝社）、『身体感覚で「論語」を読み直す。』『身体感覚で「芭蕉」を読み直す。』（以上、春秋社）、『身体能力を高める「和の所作」』『異界を旅する能 ワキという存在』（以上、ちくま文庫）、『本当はこんなに面白い「おくのほそ道」』（実業之日本社）、『あわいの力』（ミシマ社）、『日本人の身体』（ちくま新書）など多数。

装丁デザイン／杉本欣右
本文ＤＴＰ／Lush!
本文イラスト／山口亜紀

※本書は『肝をゆるめる身体作法』（2014 年 10 月、小社刊）を加筆修正のうえ、新書化したものです。

じっぴコンパクト新書　312

JIPPI Compact

不安《ふあん》や緊張《きんちょう》を力《ちから》に変《か》える心身《しんしん》コントロール術《じゅつ》

2017年2月20日　初版第１刷発行

著　者……………**安田 登**
発行者……………**岩野裕一**
発行所……………**株式会社実業之日本社**
〒153-0044 東京都目黒区大橋1-5-1 クロスエアタワー8階
電話（編集）03-6809-0452
　　（販売）03-6809-0495
http://www.j-n.co.jp/
印刷・製本…………**大日本印刷株式会社**

ISBN978-4-408-45630-0（第一趣味）